王陇德总主编　　　　健康9元书系列

正确选用膏方

施仁潮　李明焱　编著

金盾出版社

内 容 提 要

本书以保健与祛病为主题，从祛病、补益、养颜三个方面，按照药物组成、制作方法、服用方法、效果介绍的顺序提供了大量有效膏方，并介绍了膏方中名贵补品的选用方法，为广大读者自我保健提供了有效的帮助。其内容丰富，科学实用，简便易行，适合广大群众阅读。

图书在版编目(CIP)数据

正确选用膏方/施仁潮，李明焱编著．-- 北京：金盾出版社，2012.5

（健康9元书系列/王陇德总主编）

ISBN 978-7-5082-7595-6

Ⅰ.①正… Ⅱ.①施…②李… Ⅲ.①膏剂—方书—中国 Ⅳ.①R289.6

中国版本图书馆CIP数据核字(2012)第081772号

金盾出版社出版、总发行

北京太平路5号（地铁万寿路站往南）

邮政编码：100036 电话：68214039 83219215

传真：68276683 网址：www.jdcbs.cn

封面印刷：北京蓝迪彩色印务有限公司

正文印刷：北京万友印刷有限公司

装订：北京万友印刷有限公司

各地新华书店经销

开本：787×930 1/32 印张：3.5 字数：48千字

2012年5月第1版第1次印刷

印数：1～50 000册 定价：9.00元

序

随着经济的发展，时代的进步，医疗卫生水平的提高，我国疾病谱发生了很大变化，预防为主的观念也在变化。过去讲预防为主，主要是预防传染病，因为传染病是当时居民的主要死亡因素。近些年来，虽然传染病得到有效控制，可是脑卒中、冠心病、高血压、糖尿病等慢性病却成为影响居民健康的主要因素。2008 年公布的“我国居民第三次死因抽样调查结果”显示，脑血管病已成为我国国民第一位的死亡原因，死亡率是欧美国家的 4～5 倍、日本的 3.5 倍，甚至高于泰国、印度等发展中国家。《中国心血管病报告 2010》显示，目前全国有高血压患者 2 亿人，成为严重威胁我国人民健康的主要疾病。然而，我国人群高血压的知晓率、治疗率和控制率仅分别为 30.2%、24.7%和 6.1%，仍处于较低水平。高血压不仅是一个独立的疾病，也是脑卒中、冠心病、肾衰竭和眼底病变的主要危险因素。高血压患者还常常伴有糖尿病等慢性疾患。

当前，造成我国国民慢性疾病上升的主要原因有：

不健康的生活方式：慢性病高发，除了平均寿命延长以外，另一个主要原因就是长期不健康的生活方式。不健康的生活方式助长了慢性病的高发和威胁。很多人长期大鱼大肉，摄入过多的热能，加之不良的生活习惯，如过量饮酒、吸烟、身体活动不足，导致肥胖、血管硬化等。这些都是慢性疾病的主要危险因素。

健康素养水平较低：人民的健康知识并未随着生活水平的提高而增多。中国健康教育中心（卫生部新闻宣传中心）公布的我国首次居民健康素养调查结果显示，我国居民具备健康素养的总体水平为6.48%，即每100人中仅有不到7人具备健康素养。本次调查就科学健康观、传染病预防、慢性病预防、安全与急救、基本医疗5类健康问题相关素养现状进行了分析。结果表明，慢性病预防素养水平最低，仅为4.66%。

养身保健中的误区：由于健康知识的不足，人们在养生保健中的误区也十分常见，如蛋黄里含有大量的胆固醇，血脂高的人群不能吃蛋黄；水果是零食，可吃可不吃；爬山是中老年人最好的锻炼；闻鸡起舞，中老年人晨练好处多等。这些误区不仅起不到保健的作用，而且可能造成对健康的损害。

由此可见，改变人们不科学的生活方式，提高群众的健康知识水平显得尤其重要。金盾出版社邀我组织编写一套防病治病和养生保健类的科普图书。《健康9元书系列》正是秉承了这一使命，将深奥的医学科学知识转化为通俗易懂的老百姓的语言，将科学的健康知识呈现给大家，正确指导群众的保健行为。《健康9元书系列》共50种，编写此套系列丛书的50余位作者中，既有胡大一、洪昭光、向红丁等一批全国知名的大专家，也有活跃在基层医院临床第一线的中青年专家。他们都拥有扎实的医学理论基础和丰富的临床经验。更为难能可贵的是，他们除了做好自己的医疗、教学和科研工作以外，都热衷于健康科普宣传工作，花费了大量的业余时间编写这套系列丛书。这套系列书从常见病的防治到科学的养生保健方法，从慢性疾病的营养配餐到心理保健，涉及面广，实用性强，让读者看得懂，学得会，用得上。希望通过《健康 9 元书系列》的出版，为我国民众的健康知识教育和健康水平的提高贡献一份力量。

中华预防医学会会长
中国工程院院士

2012 年 4 月于北京

前　言

膏方，作为祛病治疗用药的一种剂型，有两千多年的历史；作为进补的手段原先只是在宫廷、达官贵人中小范围内传播，近年则铺天盖地、快速漫延，大有星火燎原之势，用“膏方热”来形容并不为过。

许多人吃了膏方，神清气爽，满面春风，不感冒，胃口好，面色红润了，睡眠改善了，腰膝有力了，自然对膏方有了一种亲和感。还有一些人看到周围的人吃了效果好，主动加入了吃膏方的行列。但是，心里惦记着的是“补”，认为膏方中没有人参、鹿茸、虫草就达不到补的作用，不管自己的身体是否需要，但凡要吃膏方的，都要求医生重用这些补品；有些人则相反，拒绝用膏方，认为膏方就是补方，名贵补品我是消费不起的！

有人则抱着怀疑的态度。说膏方中有人参、阿胶，这些东西一吃就会上火，吃不得！说膏方味甜，吃膏方要发胖，会使血糖增高，吃不得！

这些都是不懂中医对证用药的治疗精髓，是对膏方的一种误解。

如何纠正一些人对膏方的不正确认识，发挥膏方的调养补益、祛病保健作用，服务大众，提高大众健康水平，这是我们作为中医药科普工作者的一种责任。

本书向大众讲述膏方的基础知识，讲述如何将膏方调配到最好口感，自己动手熬膏，让膏方调养成为一种时尚享受。膏方中对证选用名贵补品，大补元气用人参，养阴清热用枫斗，温阳益精用鹿茸，补益肺肾用虫草，调养五脏用灵芝破壁孢子粉，以及阿胶、鹿角胶、龟版胶及鳖甲胶的合理选用。书中推荐琼玉膏、龟鹿二仙膏、长春益寿丹、真菊延龄膏、铁皮枫斗浸膏等传世膏方，围绕保健与祛病，介绍使色红润的神仙凝雪膏，消除痤疮的扶桑至宝膏，养颜美容的乌须固本膏，以及治疗支气管扩张咯血、失眠、脑动脉硬化、慢性胃炎、溃疡性结肠炎、慢性肝炎、糖尿病、早泄、痛风、子宫肌瘤等有效膏方；书中还首次介绍了作者在多年膏方实践中摸索的杞菊延龄膏、加味桑葚蜜膏、加味桑麻葵子膏、桑菊地黄膏等。

书稿以一题一议的形式，用通俗易懂的语言进行科学讲述，注意内容的科学性，家庭的可操作性。相信广大读者能通过本书正确认识膏方，了解膏方知识，学习名医用膏方的经验，让膏方为养颜美容、祛病健身服务。

由于字数的限制，书中讲述的内容有限，相关事宜需要咨询和讨论的，希望读者发邮件与我联系(E. mail：src2442@sina. com)。

施仁潮

目 录

一、膏方，让调养成为享受

（一）进补推崇膏方

人的体质各有不同，病症也有差异，膏方的配方由医生根据服用者的不同体质特点和不同症状表现来制订，精选最适合的药物作为膏方的原料，由药师专门熬制，完全体现了中医辨证论治理论和因人、因时制宜的个体化处理原则，有很强的针对性。

膏方的组成，有方简药少的，也有多种治法同用、多方组合的，用药少则 1～2 味，药少力专；多则可达 30 余味，大量药物联合应用，兼顾各个方面，能适合比较复杂情况下的调理补养。膏方的常用剂量相当于汤剂的 20～30 剂，一次制作可供较长时间服用，十分方便。而且，调理补益的膏方通过有经验的医师调配后口感良好，不但让身体得到补益，还使传统的苦口良药变得好吃，让大人、小孩都有了喜欢的理由。

因为膏方具有上述优势，并具有补虚和疗疾两方面的作用，过去，只有在达官贵人中流传的膏方，如今成了大众百姓调补的首选。

1. 冬令进补

人们说的冬令进补，主要是指立冬后至立春前这段时间，进补的方法有食补和药补。药补传统的有丸、散、膏、丹，现代又有口服液、胶囊等。在这些剂型中，人们最青睐的还数膏方。

人的身体与自然息息相关，自然界春温、夏热、秋凉、冬寒，四时气候更迭，万物春生、夏长、秋收、冬藏。冬季气候寒冷，人体精气内藏，蓄积以应对时令的寒冷，满足来年生发的需要。此时进补，人体更能吸收营养精华，使其贮藏于体内，有助于体质的增强。

冬季气温过低，机体为了保持一定的热能，需要摄入比热天要多得多的营养物质，以产生更多的热能，适应机体的需要，因此人们的食欲旺盛，进食量较多，而且能较好地吸收，这也是人们选择在冬季进补的原因。

冬令进补能为来年春天乃至全年的健康打下基础，民间就流传有“今冬进补，明年打虎”的说法。

国医大师颜德馨对膏方的评价：

膏方组方合理，效果应在来春顿觉神清气爽，满面春风，不感冒，胃口好，睡眠佳，确实能体现中医防治之道及养生之术。

2. 四时调补

所谓调补，包含了调理和补养。《黄帝内经·素问》里有一篇叫“四气调神大论”的文章，说的是自然界四季有生、长、收、藏的客观规律，人必须顺应四时来进行调养。

四季的阴阳变化，是万物生发、滋长、收敛、闭藏的根本，人在自然环境中生活，应根据四季的不同特点，调节好生活起居，春夏季节顺从生长的特点，摄养阳气，使体内阳气不断的生长，秋冬季节顺从收藏特点，保养阴精，不要使体内的阳气发散。

四时调补，特别是夏天出汗多，体力消耗大，加之日长夜短，睡眠不足等原因，容易气阴两虚，导致阴虚火旺、脾胃虚损，通常会胃口不佳、神疲乏力、面色暗淡、烦躁不安、大便不畅等。入秋后，因暑热消耗的气阴需要补充，但刚经过了炎热的夏天，脾胃功能尚弱，又不宜大补。所以，夏秋季节最好的方法就是“清补”，即补得不能太过滋腻，不用阿胶、鹿角胶、龟版胶等胶类药，代以鲜铁皮石斛等性平和或性偏凉的药物，让脾胃能够接受，起到调补的作用。

3. 膏方不仅仅是进补

膏方是一种制型，基本上所有方剂，通过合理调配，都可以以膏的形式让患者服用。

由于平时大家看中医后取回的多是汤药，很少有膏剂，只要冬令进补时节，才会要求医生开补膏，而且通常医院药店代患者熬膏的业务，宣传的也是进补，于是说起膏方，人们多半认为是补膏。

其实，膏仅是一种载体，其中用药需根据服用者个人情况、疾病性质以及四时气候等各方面的因素而组方。欲进补的，采用个体化膏方进补，或补阳、或补气、或补阴、或补血、还有气血双补，阴阳兼顾的；欲祛病的，对证开方，针对寒邪、热邪、痰湿、瘀血之病邪属性，治法上有温散、清热、祛湿化痰、活血祛瘀之侧重，或祛痰湿、或疏气阻、或行血瘀、或消食滞，能应对各种病症。

《黄帝内经》讲述中医治病的道理：“谨察阴阳所在而调之，以平为期……疏其血气，令其调达，而致和平。"可以说，膏方完全能实践中医治病的真谛，辨证论治，因人、因时制宜，精选适合的药物作原料，调和血气，平衡阴阳。正如名医秦伯未先生所说："膏方非单纯补剂，乃包含救偏却病之义。"

名医叶熙春曾说过一段话，颇能体现"膏方不仅仅是进补"的观点。叶师说：临床应用膏方，非单纯于补益，对虚实夹杂、病后失调或痼疾顽症，如劳损、痰饮、咯血、胃脘痛、遗精、滑精、痿证、痹证、关格、疮毒以及月经不调、不孕症、产后病、崩漏、带下等，均能恰当地于滋补之中寓以祛邪调理，而获良效。

(二)调配好膏方的口感

调配好膏方的口感涉及对膏方的认识和服用技巧，当然也提示医生在处方时尽量考虑到服用者的口感，使其能愉快接受。

服用上，一般 1 日 1～2 次，取一匙膏滋药，放碗中，冲入沸水，搅拌几下，化开后喝下即可。另有将膏方和成胶制的，用来咀嚼食用，完全能使祛病保健融于享受之中。许多怕吃药的小孩，看到大人吃膏方嚷着要吃，尝过后更是爱上了膏方，可能正是膏方口感好的缘故。

膏方的处方，要充分考虑服用者的需要，做到主次分明，寒热相济，阴阳交融，五味调和，兼顾脾胃消化吸收，同时，可在膏方中加些核桃肉、枸杞子、大枣、芝麻、冰糖或蜂蜜一类，使得制成的膏方有良好的口感。

还有一种膏方，借鉴传统食品芝麻片的做法，制作时将膏熬得老一些，多拌些芝麻、核桃末、瓜子仁，使成比较坚实的胶质状，切成小片，用来咀嚼食用，完全能使祛病保健融于享受之中。许多人尝过一次后，便爱上了膏方。

1. 找有经验的中医师开膏方

古今许多名医十分推崇膏方，在江浙一带，膏方有广宽的市场，特别是近年来，每到立冬前后，膏方作为一种节日保健品，被大张旗鼓地宣传，普及到千家万户。

膏方的使用，必须由有一定临床经验的中医师处方。一些医院规定只有副主任中医师以上职称者才有资格开膏方，其原因是膏方涉及许多复杂的中医理论，诸如虚者补之，实者泻之；正确选用补益药，掌握不同胶类药的使用等。

中医讲究辨证论治，就进补而言，有虚才用补，要做到虚什么补什么。精神疲乏，说话有气无力，稍动就感气急，食欲缺乏，进食后腹胀，大便不成形，容易出汗，稍受凉即感冒的，属于气虚，可用人参一类补气；面色萎黄或淡白无华，唇色淡白，指甲不红润，常感头晕眼花，心中悸动，失眠多梦，手脚发麻的，属于血虚，可用阿胶一类补血；疲乏无力，身寒怕冷，精神萎靡，蜷卧嗜睡，面色淡白，口淡多口水，小便清长或余沥不尽，夜尿频繁，大便溏稀的，属于阳虚，可用鹿茸一类温阳；形体消瘦，口干咽燥，低热，心烦难以入睡，睡中汗出，性情焦躁，容易发火，大便干结的，属于阴虚，可用石斛一类养阴。虚证落实到具体脏腑，又有补益肺、脾、心、肝、肾的不同。

体胖之人多有痰湿，多阳虚，既宜温阳，又当祛痰湿；体瘦之人多有阴虚、血亏津少，往往生内热，多见烦躁易怒、口干咽痛等，在滋养的同时还要注意清虚火，鲜铁皮石斛最为对证。

此外，还有加糖加酒等问题，既有矫味的需要，还关系到发挥药效的问题。如冰糖，其性偏于凉，养阴清火、凉血止血膏方中使用，能增强药效；温阳补虚膏方中用之，能制其燥，防燥烈上火。

所有这些，都需要在中医理论指导下辨证论治，这正是需要找有经验的医师开膏方的原因所在。

同样是膏方，去年服用后让你惦记着今年早早地去配制，但今年的效果不理想，甚至使你沮丧，这就需要医生的因时求变，对证处方。同一个人，吃了某医师的膏方，感到非常失望，扔掉膏方又去求另一医师的膏方，结果效验大彰，这是两个医师医术的差距，说到底是辨证的准确与否，用药是否对证。

2. 动手熬膏，享受健康

多年来，膏方倍受医家和百姓的信赖，江浙地区许多家庭都有熬制膏方服食的习惯。随着养生之风盛行，膏方愈来愈受到人们的追捧，体验膏方的人也愈来愈多。许多人按捺不住心中的好奇，亲自去体验了这种极具中医特色的养生保健方法。

看过中医后，会拿到适合的中药，患者可以听从医生的指点，在家中自己动手熬制。

熬制前，先作好准备。找一个大沙锅，放入中药，加足量清水(煎煮时约高出药面 10 厘米)浸泡 1 天。煎煮时，先用大火煮沸，再改用小火煎煮 2 小时，倒出药液，接着在药渣内加清水，再如法煎煮 2 小时，取煎汁。将 2 次(必要时煎 3 次)煎汁混合，用小火继续煎煮，使其蒸发至一定的量，过滤后即成清汁。

药物中往往有注明“先煎”和“后下”的。先煎的药要加水先煎 3 小时，后下的应在煎煮停止前 5 分钟放入，或另煎 5 分钟，取药汁在煎煮浓缩时放入。

膏方中用蜂蜜、冰糖的，应加水用小火煮至烊化，过滤去渣用。

膏方中用的胶类药，可用 1 倍量的黄酒浸泡 1 天，使其软化。然后倒入浓缩的药汁内，不断搅动使其完全交融成浆。

核桃肉、莲子等，可以捣碎后放入，大枣、黑枣宜去皮、核，取肉和入，人参、莲子及其他珍贵药物，应另加工成粉末，过筛取粉，在收膏时调入。

药汁混合蜂蜜等收膏时，宜用文火，并不断搅动，避免粘底的同时能使水分加快蒸发。至搅拌的手感觉到药汁已稠厚时，用筷子捞起少量药汁，如药汁呈稠厚线状向下滴时即可停火。待其凉透，再用深色大口瓶盛贮，盖紧瓶口，放置阴凉处保存。

熬制好的膏方，多呈深褐色，表面还透出些许光泽。服食时，用洁净羹匙掏取适量，冲入沸水，用筷子搅动，或放微波炉里加热片刻，会有一阵浓郁的胶香。

膏方要注意藏贮。一般气温在 20℃ 以内时，可不放冰箱，如气温在 20℃ 以上时，宜放入冰箱中冷藏。在连续服用 1 个月后，隔水蒸煮 1 次，待完全化开后，住火放凉，继续服用。蒸煮可以起到杀菌防霉变的作用。

二、名贵补品提升膏方档次

(一)石斛、枫斗与鲜铁皮石斛

1. 养阴佳品

石斛是古今医家和养生家推崇的补品,相信现今的人们历数各类补品,石斛会是排在前面的几种之一。

石斛的品种很多,兰科植物铁皮石斛、金钗石斛、美花石斛、束花石斛、马鞭石斛等植物的茎,均被当作石斛使用,其中铁皮石斛药效最好,也最为珍贵。

铁皮石斛又名铁皮兰,分布于浙江、安徽、广西、贵州、云南等地,历来被作为养阴的佳品。特别是清代,由于温病学说的盛起,它被作为治疗外感热病中的重要药物,广泛地应用于各种热病之中。由于石斛养阴功效十分显著,又因人体生理规律“年过四十,阴气自半”,养阴是补虚的重要手段,故此人们视铁皮石斛为珍品,用作补益养生。

现代科学药理研究发现,铁皮石斛含有多种成分,有着祛病健身的物质基础——生物活性成分生物碱(石斛碱)有解热止痛作用,可降低心率、血压,减慢呼吸,具有强壮作用,还含有丰富调节免疫功能作用的多糖物质。

石斛属多种植物的茎经过特殊加工的成品,称为枫斗。铁皮石斛扭成螺旋状或弹簧状，晒干，即铁皮枫斗。正宗的铁皮枫斗价比黄金，导致近年来由于受经济利益的驱使，一些地区出现了掠夺性开采。正由于石斛资源日渐紧缺，从而出现不作药用的石斛属及非石斛属植物，也被加工制成商品药材“枫斗”出售的恶劣现象。

许多专家开膏方，喜欢选用鲜铁皮石斛，主要是基于以下几个方面的优势：一是鲜铁皮石斛的清热生津功用显著，可治疗易上火、口干等症状；二是滋阴效果比较好，能针对许多慢性疾病的阴虚现象，起到养阴补虚的作用，对机体的阴阳平衡作用突出；三是鲜铁皮石斛可保护肠胃，健脾除湿，脾胃运化功能加强，吸收好，可有效提高配方的调治功效；四是鲜铁皮石斛有效成分易充分煎出，其丰富的浆汁是一味很好的膏方收膏之品，特别是熬制清补膏方，鲜铁皮石斛更是成了人们的首选。

2. 阴虚者首选，病后滋养最宜

(1)阴虚体质或阴虚病证患者：石斛内含丰富的多糖类物质，能提高机体免疫功能，调节机体的免疫反应。有精神萎靡不振、面色没有光泽、眼睛干燥而无神采、腰膝酸软、头晕乏力、口干舌燥、咽喉疼痛、睡眠不实、心神烦躁不安、喉间痰黏难以咳出、大便秘结等症状表现者，均可采用。

(2)病后体虚者：病后有口干、咽燥、大便干结、小便短赤、心中烦热，睡眠不实，盗汗等症状者。

(3)中老年人：中国科学院机关门诊部于 1995 年初通过对 100 位有阴虚内热、口干舌燥、咽喉疼痛、失眠、盗汗、疲乏、小便短赤、大便干结等症状的中老年人跟踪调查,发现这些患者服用石斛后症状都有显著的改善,收到了良好的滋阴生津效果。研究发现,中老年人特别是有阴虚倾向者,可用石斛来抗衰保健。

(4)特殊人群:熬夜多、夜生活过度、烟酒过多者。

(5)多用嗓者:歌唱演员、播音员、主持人、教师等人群都适用铁皮石斛茶水,其对慢性咽喉炎、慢性咳嗽均有疗效。央视“人文·探索”栏目揭秘梅兰芳护嗓的秘诀:常年用铁皮石斛煎水,代茶饮用。

(6)多用眼者,各种眼病患者:经常看电视、用电脑、看书及各种用眼过度者,均可用石斛来护眼保健。医家推崇石斛的滋阴养肝功能,常用作养护眼睛的佳品,用于两眼干涩、视物昏花、夜盲等。古方石斛散、石斛夜光丸均以石斛为主药,用于防治眼病。

(7)胃虚不足内热重者:胃阴亏虚,内有郁热,有胃中灼热、胸膈痞满、不思进食、心烦口干、干呕、大便干涩等症状者。医家认为石斛功能清胃生津,胃肾虚热者最宜。肺胃为温邪必犯之地,热郁灼津,胃液本易被劫。如欲清胃救津,自非用石斛之甘滋轻灵不为功。

(8)慢性胃炎、糖尿病、肝胆病、心血管病、干燥综合征、肿瘤患者:现代就石斛对胃的影响研究发现,石斛能增强胃功能,明显改善胃肠症状,对幽门螺杆菌有较好的抑制作用;能使肝脏组织病理改善和肝纤维化减轻，能护肝降酶，抑制胆色素结石的形成；能降低血糖，防治糖尿病并发症；能抑制肿瘤。

(二)灵芝、灵芝孢子粉与灵芝破壁孢子粉

1. 灵芝

灵芝在人们眼里是“仙草”、“瑞草”，在医家眼里是良药。《神农本草经》说灵芝主耳聋，利关节，保神益精，坚筋骨，好颜色，久服轻身不老延年。

现代研究表明，灵芝含有多糖、三萜类、肽类、核苷类、甾醇类、生物碱等多种有效成分，具有镇静安神，提高机体抗病抗癌能力，抑制肿瘤细胞生长和扩散转移，抗放射线与抗化学治疗药物损伤等作用；并能改善血液循环，提高对心脑的供血、供氧能力和细胞组织生理功能；调节血脂、降血糖、保护肝脏，抗氧化和清除自由基以及抗衰老作用。它对神经衰弱、肝炎、高血压、冠心病、糖尿病、慢性支气管炎等呼吸系统疾病有效。灵芝属于天然菌类植物，无毒且适合长期服用，以“扶正固本”的渐进方式，提升人体的免疫功能，增强抗病能力，从防癌抑癌抗癌到机体功能的正常化，实现强身健体，延年益寿。

2. 灵芝孢子粉

灵芝在生长的过程中，当灵芝子实体成熟时，它的芝盖上面会释放出一些咖啡色的粉末。这种灵芝成熟时释放的粉末状物体，就是灵芝孢子粉。

在自然界中，野生灵芝生长数量有限而且生长分散，加之风吹雨淋，灵芝自身无法积累孢子，导致收集孢子粉非常困难。所以，古代医学文献中，灵芝

入药的记载比比皆是，而孢子粉却鲜有提及。直到19世纪80年代初，灵芝孢子粉的效果才被揭示。近20年来，相关的研究越来越多，灵芝孢子粉的作用被逐渐看重，人们称之为“灵芝精华”。

灵芝孢子，又叫担孢子，是灵芝的种子，它在灵芝的生长成熟期产生释放出来。原木栽培的灵芝孢子粉质量最优，药效最好，但如果子实体不及时采收，将影响其药用质量。在这种情况下，产孢时间仅10～15天，产量只有正常的1/4～1/3，约1 000克成熟灵芝才能够收获1克灵芝孢子粉。如果条件适合，每一个小小的孢子都可以成长为一株灵芝。我们平时肉眼所见的粉状物，是由无数个担孢子堆集起来的，其堆积密度为0.22～0.25克/cm^2，每1克即含有$(0.97 \sim 1.15) \times 10^{10}$个孢子，这些便是灵芝中的精华——灵芝孢子粉。

即便在人工栽培的条件下，如果不采取配套技术措施，收集灵芝孢子粉也并非易事。

由于灵芝孢子荟萃了灵芝的精华，灵芝孢子粉富含蛋白质及多种氨基酸，还含有丰富的多糖、萜类、生物碱、维生素等成分，其有效成分的种类和含量均高于灵芝子实体和菌丝体。

灵芝孢子粉的药理作用，比灵芝子实体更强、更全面，在抑制肿瘤、增强免疫力方面远远超过灵芝子实体，是灵芝子实体的75倍。临床用于慢性肝炎、消除化学药物对肝脏损害、抗衰老、防组织纤维化、治疗糖尿病，还用于防治癌症，改善睡眠，美容养颜。

3. 破壁灵芝孢子粉

破壁灵芝孢子粉即经过破壁处理的灵芝孢子粉。灵芝孢子有一层极难被人体胃酸消化的几丁质构成的外壁，不破壁的孢子粉人体无法消化吸收，只有打开这层外壁，由外壁紧裹的有效成分才能最大程度地被人体吸收利用。目前，灵芝孢子破壁的技术有生物酶解法、化学法、物理法等，效果最好的是超低温物理破壁技术。

（三）大补元气的人参

1. 补元气与补益五脏

人参是补气良药，能大补元气，补益五脏，安神益智。

大补元气是说人参能激发和推动脏腑组织的功能活动，有极佳的补益作用，对于虚损过度，元气欲脱病证，起到挽救生命的作用。在虚脱垂危之时，取人参用水煎取汁灌下，往往确能收到较理想的延长生命或暂时的醒神效果。人们从影视剧中看到，病危时刻，急取人参煮汤喝，片刻后，病情缓解；某某病入膏肓，喝人参汤，苟延时日，待远方的亲人到了，合上口眼，安然离世。这也正是人参大补元气起到的救命作用。

盖人气脱于一时，血失于顷刻，精走于须臾，阳绝于旦夕，他药缓不济事，必须人参一两、二两，或四两、五两，作一剂煎服，以救之，否则阳气遽散而死矣。——《本草新编》

人参，大补元气，固脱生津，安神；治劳伤虚损、食少、倦怠、反胃吐食、大便滑泄、虚咳喘促、自汗暴脱、惊悸、健忘、眩晕、头痛、阳痿、尿频、消渴、妇女崩漏、小儿慢惊，及久虚不复、一切气血津液不足之证。——《中药大辞典》

补益五脏是指强健脏腑功能，人体脏腑功能活动衰退时，出现精神疲乏、气短懒言、稍活动即气急、容易出汗、身寒怕冷、蜷卧嗜睡、食欲缺乏、进食后腹胀、小便清长、大便溏稀等，以及阴血亏虚，营养物质不足，不能濡养脏腑经脉时，出现形体消瘦、面色萎黄或苍白、唇色淡白、头晕眼花、心中悸动、手脚发麻、心烦睡眠差、睡中汗出、大便干结等，均属于“虚”。

人们在劳作过程中，会出现气的耗损，导致气虚。肺气虚的，表现为咳嗽短气、倦怠懒言、声音低弱、面色少华、畏风形寒、自汗出；脾气虚的，表现为饮食减少、懒言气短、四肢乏力、肠鸣腹胀、大便溏薄、少腹下坠、脱肛。人参是有效的补气药物，在调治这类疾病的膏方中，均可配用人参来益气补虚，调补五脏，强身健体。

对于人参的益智功效，医家有这样的论述：真气衰弱，短促气虚，可用人参来补益；惊悸怔忡，健忘恍惚，可用人参来宁心；元神不足，虚羸乏力，可用人参来培本；凡病症属于虚而出现多梦纷纭者，都可加用人参。

对于人参的益智机制，明代医家李士材从人参益心气、安心神、有助于益智方面作了剖析，他说：服用人参，气足则神安，心气强则善思而多智。可以这样说，通过服用人参培补元气，能使精神疲乏、短气懒言、心悸不宁、夜寐多梦等影响智力的症状得到改善，从而收到祛病健脑、益智养生的效果。

现代研究发现，人参含有三萜苷类成分，并含有氨基酸、糖分、脂肪酸、甾醇、维生素类、挥发油、黄酮类物质。它有良好的抗疲劳、抗衰老、抗肿瘤、抗有害刺激、增强机体免疫力、调节神经系统功能、调节胃肠功能、调节物质代谢、促进生长发育、增强性功能、护肝、强心及兴奋造血系统功能等作用，凡此一切相关的病症均可配合服用，而收显著的祛病健身效用。

2. 提神解乏抗衰老

《本草诗笺》人参诗："人参功大益精神。"诗中表达的意思是，人参有显著的抗疲劳、提神解乏作用。

关于人参抗疲劳有这样一个故事：早在宋代，聪明的人们选择两个年龄、体力相当的人进行竞走比赛，其中一人口含有人参，另一人不含人参。两人一起出发，奔走五里路后，未含人参者已是气喘吁吁，远远落在后面，而口含人参者遥遥领先，气息自如，面不改色。

这个古老的实验原本是为了鉴别人参之真假，但也告诉了我们，真正的人参能够增强耐力，使人不易疲劳。这个故事在李时珍的《本草纲目》中有记载。

现代检测抗疲劳，常采用游泳试验，即把小鼠放入水中任其游动，至完全沉没水中再无力浮出水面为止，计算比较其游泳的时间。试验结果证实，人参的抗疲劳作用十分显著。

人们还发现，人参的抗疲劳作用表现在既能减轻运动过程中的疲劳程度，又能使疲劳迅速消除。人参消除疲劳的作用，表现为服用人参的运动员负荷运动后心率恢复明显增快。

药物学著作在介绍人参祛病作用时，多强调“久服轻身延年”，说明医家们早已认识到人参具有滋补健身、延年益寿的作用。持续、小剂量地服用人参，会使人身轻体健，益寿延年。

据记载，乾隆、慈禧晚年均长期小剂量地服用人参，被认为是他们能长寿的主要原因之一。

据《上用人参底薄》记载，“乾隆四十一年(公元1776年)二月十九日起，至八月十四日止，合上用八珍糕四次，用过二等人参八钱”。又，“五十二年(公元1787年)十二月初九日起，至五十三年(公元1788年)十二月初三日，合上用八珍糕九次，用过四等人参四两五钱”。这段时间弘历年纪在66～78岁，由于老年“阳气日虚，损与日至”，出现了“大便不利，或常苦下痢”之类的证候，通过服用人参，诸证逐渐消失。

金元时期，名医朱丹溪，对“养老”有专题论述。丹溪认为，老人精血亏虚会出现种种病症，最好的办法是用人参来补益。他介绍了一个实际病例：东阳老何安人，在70岁以后，稍觉不舒，即不进食数日，仅煎人参汤服用，往往数帖后便得安和。老人用此法养生，90余岁后无疾而终。朱丹溪在母亲70多岁时，用人参为基础，随时令的变化配用相应药物，坚持常服。人参中含有大量的人参果皂苷，对机体内分泌功能和免疫功能均有一定的调节作用，并能促进动物肝、脑、骨髓组织和器官中的蛋白质与DNA、RNA的生物合成，从而发挥延缓衰老的作用。人参还含有麦芽醇，具有抗氧化活性，可与机体内的自由基相结合，从而减少脂褐素在体内的沉积，起到良好的抗衰老效应。

从抗肿瘤作用研究来看，人参对于防治癌症也大有裨益。研究证实，人参既可调动机体的免疫系统，抑制肿瘤生长，还有使某些癌细胞发生逆转，使之为“正常化”的作用。人参的抗肿瘤作用，主要是其中所含的人参皂苷、人参多糖、人参三炔醇及人参根的锗化物等。人参皂苷具有活化细胞的功能，它可使癌细胞分化或变为脱分化状态，从而抑制癌细胞增殖，达到抗癌的目的。从人参中提取到的含有多种人参皂苷的混合体——“蛋白质合成促进因子”，能够促进蛋白质、脂质的代谢，提高血清蛋白的合成率及白蛋白、球蛋白的含量，从而提高机体的免疫能力，对治疗癌症有效。日本学者在对43例癌症患者的治疗中，让其连续服用含有“蛋白质合成促进因子”10毫克的人参片，结果患者食欲改善，体重增加，症状好转，腹水减少。人参多糖可通过调整肿瘤患者的免疫功能来抑制肿瘤的生长，人参炔三醇具有较强的抗肿瘤作用，人参根中含有的有机锗化物对肺癌、肝癌和白血病有良好的治疗效果。

3. 人参的种类

人参有不同的种类，在实际应用中，要有所选择，做到合理选用。一般说来，决定人参性能功用的因素，主要在于加工的方法，生用类和熟用类人参，性味功用各有不同。

(1)生晒参：生晒参是挖取的人参经晒干处理后的成品参。生晒参有一股清香气，口尝会感到有苦味，久嚼则有甜味。其功能补气养阴，又能清虚火，阴虚有火及吐衄失血后宜于清养，或大汗失精阴液耗损，虚火偏旺，较为适宜。凡体质或病症表现为阴血亏虚者，可以选用。

(2)红参：红参是经过蒸煮后烘干或晒干而成。红参的性偏温热，甘而兼温，气味浓厚，具有温养生发之性，适宜于脾胃虚寒、真阳衰弱及中气不振，阴寒用事诸证。凡体质或病症表现为阳气偏虚者，可以选用。

(3)西洋参：西洋参是因出产于美国、加拿大等西方国家而得名，目前在我国已有广泛栽培，且质量亦较优。其性凉，滋补力弱，偏长于生津、清火。医家说它性凉而补，凡欲用人参而不受人参之温补者，皆可以此代之。

人参在膏方中多配合其他药物一并使用。制作时先将人参加工成粉末，过筛后备用，待将其他药物煎汁浓缩后，再加炼蜜，搅入人参粉末收膏，应边倒入人参粉边搅动至充分搅匀，住火待冷却后，装瓶贮藏。

“人参炼膏，回元气于若无有之乡。”——《韩氏医通》

(四)温阳补虚用鹿茸

1. 鹿茸,古称斑龙珠

鹿茸自古即为壮阳良药,提起壮阳,人们多半会想到鹿茸。相传在古代西蜀,有人专门用鹿茸为主要成分做的药丸子,治疗阳痿、早泄、遗精、不孕等病症,效果非常好,有歌为证:

尾闾不禁沧溟竭,九转灵丹都漫说,

惟有斑龙顶上珠,能补玉堂关下血。

鹿的毛色冬季呈茶褐,至夏季变栗色,有白斑,故别称为"斑龙"。鹿茸是鹿科动物梅花鹿和马鹿尚未角化的幼角,尤如镶嵌在头顶上的两颗明珠,故此,在一些中医古籍中,鹿茸被称斑龙珠。

雄鹿在每年3、4月时要脱落旧角,萌生新角。新角的生长在5、6月时最为旺盛,新生的嫩角外披天鹅绒状的茸皮,在7月下旬前后,乘其角尚嫩的时候采收,即为药材鹿茸。鹿茸过时不采,嫩角老化,即成为鹿角。鹿角也入药,作用虽与嫩茸相似,但补益的作用不及鹿茸,故价格较便宜。

梅花鹿在东北、内蒙古、华北、华东以及西北、西南地区的混交林、高山的森林草原中有数量不等的野生,由于市场的需求量大,目前有大量人工饲养。马鹿属野生,产量很少。同属鹿科的水鹿、白唇鹿和白鹿等的幼角亦作鹿茸使用。

鹿茸功能壮元阳,益精髓,强筋骨,补虚衰,调冲任,益气血。唐代医家说,鹿茸补男子腰肾虚冷,脚膝无力,夜梦鬼交,精泄自出,妇女崩中漏血,赤白带下，强调了它的补虚壮阳效用。

鹿茸的主要化学成分有鹿茸精、硫酸软骨素 A、雌酮、骨胶原和蛋白质。鹿茸具有强壮作用，能提高机体的工作能力，改善睡眠和食欲，改善营养不良及蛋白质代谢障碍，对全身虚弱、疲劳倦怠及久病体衰者有良好的复壮作用，故被认为是一种能使组织新陈代谢趋于旺盛的良好全身强壮剂。现代多用于生精补髓，养血益阳，强筋健骨，治一切虚损病症。

由于鹿茸性温热，会伤耗阴津，如有手心、脚心热，心中烦，这叫“五心烦热”，是体偏阴虚的一种表现，不宜使用鹿茸。此外，小便黄赤，咽喉不适，高血压头晕，经常出鼻血，或妇女经行量多，血色鲜红者，均非所宜。

鹿茸在膏方中的用法，可先加工成粉末，过筛取粉，在收膏时搅入。也可切成薄片后，用高度白酒浸 1 个月后取酒，对入膏方中使用。

2. 添精补肾防早衰

一个人经历壮年，步入老年期后，不但面焦、发白、齿摇，还会记忆减退、精力不济、思维不敏。有的人虽然年纪还不大，但由于体质柔弱、操劳太过、病痛折磨等原因，也会未老先衰，出现目无精彩、面色萎黄、夜寐不安、健忘神疲等表现。

从人的生理功能的大体情况来说，出生之后，肾气渐趋于旺盛，到 40 岁左右开始逐渐衰退，其起作用的关键是肾气。肾气是人生命的一种动力，由肾精化生。而鹿茸在添精补虚、温补肾气方面具有较好的作用，所以历代养生抗衰，特别重视服用，以添精补肾。

张璐《本经逢原》说，鹿茸功用，专主伤中劳绝，腰痛羸瘦，取其补火助阳，生精益髓，强筋健骨，固精摄便，下元虚人，头旋眼黑，皆宜用之。阳虚火衰，腰膝酸痛、性功能低下、阳痿、滑精、子宫虚冷、不孕症、不育症等，均宜服用。

《药性论》记载，鹿茸主补男子腰肾，治虚冷、脚膝无力、梦交、精溢自出、女人崩中漏血。炙后末之，空腹时用温酒送服。

鹿茸有强壮和性激素样等作用，服食鹿茸，就能使精力逐渐充沛，对体质下降、精神疲乏起到防治的效果。

3. 鹿肾与鹿胎

鹿肾又叫鹿冲、鹿鞭，还有鹿茎筋、鹿阴茎、鹿冲肾的不同叫法，为鹿科鹿属动物梅花鹿或马鹿的阴茎和睾丸。

宰鹿后，割取阴茎及睾丸，除净残肉及油脂，固定于木板上风干。取鹿肾片，置入炒热的砂子中，炒至松泡，取出，筛去砂子，碾粉，即成鹿肾粉。

鹿肾味甘、咸，性平。入肝、肾、膀胱经。功能补肾壮阳，益精填髓，下乳。主治阳痿遗精，肾虚腰痛，耳聋，耳鸣，宫冷不孕，妇女乳汁不足，劳损，腰膝酸痛。现代研究发现，鹿肾中含有 16 种氨基酸、20 种无机元素、2 种激素，其中脯氨酸、甘氨酸、谷氨酸、丙氨酸等含量较高。

鹿胎为鹿科鹿属动物梅花鹿或马鹿的胎兽及胎盘。采集时将妊娠母鹿剖腹，取出胎兽及胎盘，除尽残肉、油脂，置烤炉内烤至干透。

鹿胎味甘、咸，性温，功能益肾壮阳，补血调经，生精补髓。主治肾虚精亏，体弱无力，腰腿酸软，妇女月经不调，宫寒不孕，崩漏带下。鹿胎的主要成分有粗蛋白、粗脂肪、各种氨基酸，并含维生素 A、维生素 B_1、维生素 B_2、孕酮、雌酮硫酸盐等。

（五）冬虫夏草补益肺肾

1. 冬季为虫，夏季为草

冬虫夏草是我国名贵中药之一，它是由土中蝙蝠蛾的幼虫在冬天冬眠后，虫体受到虫草菌（真菌）的侵袭，而虫草菌吸取了虫体的营养，使其长成整个菌体，其头部长出的菌座形状如草，所以称之为冬虫夏草。许多中药书中都有记载：“冬季为虫，夏季为草”，故而得名。

《文房肆考》载有使用虫草治愈劳损的实例：孔裕堂，桐乡乌镇人，述其弟患怯（虚损病一类），汗大泄，虽盛暑，处密室帐中犹畏风甚，病三年，医药不效，症在不起，他的亲戚知道后，“遗以夏草冬虫三斤，遂日和荤蔬作肴炖食，渐至痊愈。”

在古代文献中，还有许多虫草补益的记载。《本草从新》称虫草能保肺益肾，止血化痰，已劳嗽；《重庆堂随笔》说虫草是虚证、虚痉、虚痛之圣药。《柑园小识》推荐的虫草的两种吃法：一是浸酒，用于益肾治腰膝酸痛；二是与老鸭同煮，用于老年人健身，并认为病后调养及虚损不足，吃虫草炖鸭一只可抵人参一两。

冬虫夏草的主要功效为补虚损、益精气、补肺益肾、止咳化痰、止血，既能壮肾阳，又能滋肺阴，药性平和，不良反应少，适用于肺结核、老年人衰弱之慢性咳嗽气喘、吐血、盗汗、自汗以及贫血虚弱、阳痿、遗精、畏寒、涕多泪出等症状。

又由于冬虫夏草性质平和，无毒副作用，既可与补气、补血、补阴、补阳等补益类药物配合使用，增强其效果，又可与各种祛邪药配合，治疗虚实夹杂病证，使其应用更加广泛。

临床常以冬虫夏草配北沙参、麦冬，用于虚劳咳嗽、咽干、盗汗、痰中带血；配百部、川贝母，用于肺结核阴虚气弱，咳嗽咯血、胸闷胸痛；配合菟丝子、肉苁蓉，用于肾虚腰酸腿软，精神倦怠；配合淫羊藿、巴戟天，用于肾阳亏虚，阳痿、遗精、畏寒肢冷；配合枸杞子，用于肾虚精少，头晕、目眩、耳鸣；配合红参、核桃肉，用于肺肾两虚，喘咳短气、腰膝酸软；配合黄芪，用于病后体虚不复，神疲乏力、面色苍白、体弱易于感冒；配阿胶、五味子，用于气阴不足，劳嗽痰血、短气自汗。

冬虫夏草类似于食用菌，临床使用安全度很大，基本上没有其他补益药那样的诸多禁忌。与人参相比，人参在使用时须注意一般对兼有表邪、痰饮、湿浊、气滞者大都忌用，而虫草作适当配合使用大都无妨，没有“助邪留寇”之弊，这也是冬虫夏草的优越之处。

虫草在膏方中的应用，可加水煎煮取汁，在收膏时搅入，也可研成粉末，用作粉料收膏用。

2. 补肺益肾护养脏腑

从中医归经理论分析，冬虫夏草归于肺、肾二经，有补肺益肾的作用，可以用来治疗肺肾虚不足、肾不纳气的喘息咳嗽病症。《本草从新》所说的“保肺益肾，止血化痰，已劳嗽”，即是针对于此。

现代研究发现，冬虫夏草之所以能补肺平喘，其原因主要在于能够改善和提高呼吸系统功能。临床上广泛地用于治疗急慢性支气管炎、支气管哮喘、肺气肿等，并获良效。

冬虫夏草既能补肾精，还能壮肾阳，常被用于肾阳不足的阳痿、遗精、腰膝酸软等。现代药理研究证明，冬虫夏草益肾壮阳的功能主要表现在其性激素样作用，可用于治疗性功能低下、不孕、不育等症。

《理虚元鉴》曾提出“治虚二统”的理论。所谓“二统”，一是“阴虚为本者，统于肺”，阴虚成为劳损的表现有多种，但治疗要以治肺为要则；二是诸虚百损，最后均会影响到肾，补肾在治疗虚证中有重要意义。

冬虫夏草擅长于补益肺肾，可以说几乎统治了所有虚证，在治疗肾虚阳痿、遗精、早泄、腰膝酸痛，病后虚弱、失眠、眩晕、心悸、少气，以及体虚易感、痰饮喘嗽、久咳虚喘、劳嗽咯血、胃痛、呕吐、自汗、盗汗等，多以之为主药或配合使用。

国际著名营养保健专家艾尔·敏德尔博士称冬虫夏草是中国补药，能用来消除疲劳并增进活力。

研究人员发现，老年人服用冬虫夏草后感觉更强壮，也更有活力，还可以增强运动能力。冬虫夏草能扩张呼吸道，使更多的氧气进入体内。所以，冬虫夏草被用来治疗慢性支气管炎和支气管哮喘，用作帮助过度疲倦的心脏病患者来恢复体力。

冬虫夏草含有多种人体所需的营养成分，能增强与调节机体免疫功能，提高免疫活性；改善微循环，抗缺氧，改善冠状动脉循环，纠正心肌缺血，增加心肌的血流量，对抗各种心律失常；抗血栓形成，降低血清胆固醇，调节血糖；明显的扩张支气管平滑肌，有祛痰、镇咳、平喘等作用；有抗菌、抗病毒的作用，能抑制结核杆菌；有较好的雄性激素样作用和镇静催眠，解痉作用，能治疗神经衰弱、阳痿及更年期综合征；有抗肿瘤作用，以抑制肺癌、胃癌尤为明显；防止化学疗法、放射疗法所致的白血球下降，能提高放疗、化疗或手术后的肿瘤患者的免疫功能。冬虫夏草的主要药用价值表现在以下八个方面。

(1)保护肾脏：能抗药物对肾的损伤，对大鼠小剂量环孢素 A 慢性肾毒有明显保护作用，能减轻肾小管细胞损伤，并促进其病变修复，可能对肾流动力学的改善亦有一定作用。对肾缺血损伤有很好的保护作用，能抗肾衰竭。

(2)改善心功能：能减慢心率，降低血压，增强心肌搏动，纠正心律失常，保护缺血心肌。

(3)增强免疫功能：能增强非特异性免疫，调节特异性免疫，对免疫系统的多环节发生作用。临床应用虫草，既能治疗免疫功能低下疾病，又能治疗免疫性疾病。

(4)增强呼吸系统功能：能扩张支气管，祛痰平喘。

(5)抗衰老,防治老年病:它对生命机体的衰老具有全身性、多方面的延缓效应,其生物活性的开发利用,用于抗衰老,有着广阔的前景。

(6)抗肿瘤:水煎剂有抗肿瘤作用,提取物也有相同作用,并能起抗诱变作用。

(7)抗疲劳:有强壮作用,抗缺氧提高应激能力的作用,并能促进造血功能,提高神经系统功能,有催眠、抗惊厥的作用。

(8)调节机体代谢:能调节血糖,对核酸及蛋白质代谢均有一定的影响,有明显的降低血清胆固醇作用;能调节内分泌功能,有促性激素作用,对肾上腺皮质激素的影响,改善消化系统功能,抗菌消炎作用。

(六)养血益精紫河车

1. 紫河车

紫河车即胞衣,也叫胎盘。健康产妇的胎盘,经过合理加工,制作入药,即叫紫河车。

紫河车的滋补功能较强,应用范围极为广泛,大凡脏腑亏虚、精血不足、气阴两损、生长发育不良、劳损不足、未老先衰者,用之都能见效;而且紫河车还能与其他动、植物药配合,组方的内容很多,基本上没有配伍禁忌,通过适当的调制,采用丸、散、膏、丹等合适的剂型,对许多疾病能取得相当满意的防治效果。因此,自古以来紫河车便被认为是一味非常名贵的滋补药品。

紫河车的功用在于补气、养血、益精,能补虚羸,益气血，填精髓。《中药大辞典》评价它的功效主治：能治虚损、羸瘦、劳热骨蒸、咳喘、咯血、盗汗、遗精、阳痿、妇女血气不足、不孕或乳少。《诸证辨疑》说可用于治疗男女一切虚损、劳极、癫痫、失志、恍惚；有安心养血，益气补精的功能。

紫河车含有的成分比较复杂，有蛋白质、糖、钙、维生素、免疫因子、雌性激素、类固醇激素、促性腺激素等。药理作用有以下几个方面：抗感染，增强机体抵抗力，激素样作用，影响血液凝结，强心改善血供，增强细胞活力。

2. 哪些人宜于服用

(1)体质属虚寒者：药有寒、热、温、凉之性，用以补偏救弊。人的体质有虚实寒热的不同，紫河车属温性补品，所以适用于虚寒型体质者。人体的体质状况在不同时期，会发生变化，主要是根据所表现的各种征象来确认。属于虚的，多表现为精神疲乏，说话有气无力，稍动就感气急，食欲缺乏，进食后腹胀，大便不成形，容易出汗，稍受凉即感冒等脏腑功能衰退的征象，以及面色萎黄或淡白无华，唇色淡白，指甲不红润，常感头晕眼花，心中悸动，失眠多梦，手脚发麻等血不足以濡养脏腑经脉的征象。属于寒的有外寒入侵和阳虚体寒的不同，后者多表现为疲乏无力，身寒怕冷，精神萎靡，蜷卧嗜睡，面色淡白，口淡多口水，小便清长或余沥不尽，夜尿频繁，大便稀溏、常夹杂不消化食物等。凡是属于虚、属于阳虚体寒的，均宜于服用紫河车。

(2)疾病虚证：人和自然界一直是在运动中趋向

平衡，这就是中医历来所强调的“动态平衡观”。事实上，除了四季天时变迁外，人体的内环境在不同时期，同样在变化。因此，无论对营养需求、阴阳的调衡等，均有不同要求。例如，在疾病的急性发作期，应以祛邪为主；当进入缓解期时，要照顾邪、正双方，尤其应护养脾胃；只有到康复阶段才需调补。紫河车能益气养血，滋填肝肾，对于促进康复、延缓衰老，较为适用。

同一疾病，病证有虚实的不同。所谓虚证是指人体虚弱状态而言，其成因有先天不足和后天失调。先天不足源于父母遗传因子；后天失调常是虚证的要素，如饮食失节、七情、劳倦、久病失治或误治等。当然，虚证又有阴阳、气血、津液、脏腑诸虚，需仔细辨别。一般而言，虚证的临床表现为面色淡白或萎黄，神疲乏力，短气，心悸，畏寒肢冷，自汗，便溏尿频，舌淡胖嫩，脉虚无力；或五心烦热，羸瘦，颧红，口干咽燥，盗汗骨蒸，日晡潮热，舌红少苔，脉细数或弦数等。虚证当补虚，尤其是久病肾精亏损者，可采用紫河车来补肾益精。而实证多为邪实，治在祛邪，一般不主张用补。

(3)疾病康复期：任何疾病的发生、发展，大致需要经历急性期、缓解期和康复期。当疾病经过检测，并得到了正确的诊断和治疗后，逐渐趋向痊愈，这是良好的转变。但是，当机体经过正、邪相搏后，虽病邪已衰，但正(包括气、阴)虚体羸状况明显，此时即所谓“康复期”。康复期应给予调养，补充人体必需的营养，使尽快恢复，可以根据当时体质而选用调补之品，紫河车则在应用的补品之列。

(4)脾胃消化功能较好者：影响进补的因素，不仅包括体质是否适宜，季节和时间是否恰当，还有十分重要的一点，就是必须消化功能健全，因为任何富有营养的滋补品，要在人体内发挥作用，必须通过脾胃的充分消化、吸收，如果脾胃不能运化，再好的补品也无济于事。服用紫河车也一样，除确认为虚证外，同时应该是消化、吸收功能尚可，脾胃运化尚健者，才能服用，补益作用才能充分发挥。

(5)亚健康状态：亚健康者其人体的阴阳是处在"低水平"的平衡状态，一旦遇有变异，阴阳就可能因虚而偏颇，会出现各种虚衰病症。这类人群正是服用补品的对象，紫河车宜于采用。

(6)更年期阶段：人生随着肾气的盛衰，遵循"生、长、老、死"规律运行时，一生中要经历青少年(含童年)期一成年期一老年期。而由成年向老年过渡之际，医学上称谓"更年期"，此时人体的主要表现为内分泌功能减退或失调，从而引起一系列的失衡(包括代谢紊乱等)，或呈现出低水平的平衡，导致对外界致病因子敏感度提高，易罹患疾病。这个阶段，最常见的有心悸、失眠、头晕、汗出、潮红、腰背酸痛、性欲减退、精神萎靡、骨质疏松等退行性改变。究其原因，主要是激素水平下降，需要给予适量的补充，使趋平衡，这时就需要服用包括紫河车在内的滋补品了。

（七）枸杞补肝肾明眼目

1. 明目保健

历代本草书记载，枸杞有“养肝明目”的功能，大多数人都推崇用枸杞来明目。随着保健知识的普及，现今人们欲明目保健，首先想到的会是枸杞。

缪希雍《本草经疏》对枸杞的“明目”机制作了分析，指出枸杞为肝肾真阴不足，劳乏内热补益之要药，老年人阴虚者十之七八，故医家视为益精明目之上品。

倪朱谟《本草汇言》则从服食枸杞，精气得以充养，眼目可以明亮来析理，认为通常所说的枸杞善能明目防治眼病，不是在于治疗眼目的病变，而是“壮精益神，神满精足，故治目有效”。

现代研究证实，宁夏枸杞鲜果中胡萝卜素的含量为 19.61 毫克/100 克，几乎是所有食品中含量最高者。胡萝卜素在肝酸酶作用下，可转成维生素 A，由于胡萝卜素含量高，所以维生素 A 的活性也很高，枸杞的明目作用可能与此有关。

利用枸杞的明目功用，广泛地应用于近视、远视、糖尿病眼病、白内障、青光眼、眼底出血等各种眼病。按中医辨证凡有肝肾不足病症表现的，服用枸杞最为适宜。

2. 养阴退热 防治消渴

枸杞润而滋补，兼能退虚热，被用为益阴除热的良药。名医张锡纯曾讲述了个人的亲身体验。他从 50 岁以后，每晚睡觉时，无论冬天夏天在床头均放一壶凉水，每次醒来，感觉心中发热，便饮凉水数口，到了第二天起床，水壶中剩下的就不多了，只有在睡前嚼服枸杞30克，凉水便可少饮1升，而且早晨起后感觉心中格外镇静，精神格外充足。

有学者用发热大鼠做实验，喂饲枸杞等药后，证实能降低发热大鼠的肛温。医生在治疗一些发热病证时，常采取清热和滋阴并用的方法，既可清热又能避免热盛伤阴。由于枸杞的作用在于滋阴退热，所以发热由于阴虚不足引起的，最为适宜。

枸杞有滋肾润肺、生津止渴之功，医家王好古认为枸杞是治疗“渴而引饮，肾病消中”的良药，张景岳称赞枸杞“尤止消渴”。古人说的“消渴”、“肾病消中”，相当于现代医学的糖尿病。

现代研究资料证实，枸杞防治糖尿病确实有效，宁夏枸杞提取物可使大鼠血糖显著而持久的降低，糖耐量增高。有人将枸杞蒸熟，按1日2次的剂量嚼服，发现这种用法对轻型糖尿病有一定疗效。

3. 补肾壮阳

谚云：离家千里，莫食枸杞，即是形容枸杞有很强的填精益肾作用，能明显地增强性功能。

枸杞味甘、性平。补益肝肾精血功用显著，而精为性及生殖的基础，精得补益而强盛，相关的性功能障碍疾病也会得以纠正。

《保寿堂方》记载，一老人坚持长年服用枸杞，寿达百余，不但动作灵活自如，“行走如飞，发白反黑，齿落更生”，连性功能也强健而不衰。

有研究发现，服用枸杞每日50克，连续10日，可使血浆睾酮含量显著升高。枸杞提取液直接作用于大鼠垂体，能促进排卵，它可增强性功能，提高生殖功能，对各种男、女性不育症均有良效。

实验还发现，枸杞一类补肾中药能增加垂体和卵巢的重量，提高垂体对下丘脑黄体生成释放激素水平的反应，又能提高卵巢的人绒毛膜促性腺激素与黄体生成素的受体功能，从而改善了内在的神经内分泌的调节机制，具有诱发排卵的基础。这一机制提示，枸杞对女性不孕症有良好的治疗功能。

有报道，每日服枸杞15克，于临卧前嚼碎咽下，连续1个月为1个疗程，观察42例男性不育症患者，服药1个疗程，精液常规转为正常者23例，2个疗程精液常规转为正常者1例，其余9例中6例无精子者服药无效，3例疗效不佳，2年后随访精液转正常的33例均已有后代。

4. 滋养肝肾 延缓衰老

枸杞能补益肝肾精血之不足，是有效的补血药物。王秉衡《重庆堂随笔》认为：《圣济总录》“以一味枸杞治短气，余谓其专补心血，非他药所能及也”。在古人看来，心主血，血液是在心气的推动下，才得以在血管中流动，所言“心血”，多涵盖了广义上的血，故此处言“补心血”，实即补血之谓。

倪朱漠《本草汇言》论述枸杞功效，提到了“血可补”的具体内容。明代医家张景岳将枸杞列为补血主药。他说，服用枸杞，能使“气可充，血可补，阳可生，阴可长，风湿可去，有十全之妙用焉”。也就是说枸杞的滋补肝肾，可以调整机体气血阴阳，是它药效的根本所在。

现代临床将枸杞作为各种血液病的治疗药物，贫血、白细胞减少症、粒细胞缺乏症、再生障碍性贫血、特发性血小板减少及白血病等，均用作主药或在复方中配合使用。

《神农本草经》强调“久服”枸杞，认为可以达到“坚筋骨、轻身不老”的目的。唐代名医甄权认为枸杞：“补精气，诸虚不足……令人长寿。”有人统计，从汉朝至清朝的代表性医著32部，记载有延年益寿作用的处方384首，其中补肾类方占60.7%，发现单味药使用最多的几味药物中就有枸杞。

枸杞是补肾益精、养肝明目的佳品，有类似人参的“适应原样”作用，是理想的强身延年珍品。人在中年以后，由于精血的亏损，会出现易疲劳、畏寒或烦热、眩晕耳鸣、视力听力下降、性欲减退、夜尿多、尿有余沥、脱发或白发、高血脂、动脉硬化、痴呆、骨质疏松症等，服之有助于祛病健身，增强体质，延缓衰老。

现代药理研究表明，枸杞具有一定的清除自由基，抑制脂质过氧化的能力，可延长实验动物的平均寿命。有人试验，用枸杞提取物每粒25毫克，每次服50毫克，1日2次，4周为2疗程，连服2个疗程后，老年人的免疫功能有明显提高。

（八）阿胶、鹿角胶、龟版胶与鳖甲胶

1. 补血首选阿胶

阿胶由驴皮熬制而成，补血效果显著，被称为

“补血圣药”。它善于治疗血虚引起的各种病症，并能通过补血起到滋润皮肤的作用，有利于皮肤保健，服用阿胶会使脸色红润，肌肤细嫩有光泽；并能调经保胎，增强体质，增强机体免疫功能，改善睡眠，健脑益智，延缓衰老，有助于防治包括癌症在内的多种疾病，男女老少都可服用。

现代药理实验证实，阿胶具有提高红细胞数和血红蛋白，促进造血功能的作用。人们采用失血性贫血的家兔做实验，发现用了阿胶后，由于失血引起下降了的血红蛋白、红细胞数和白细胞数有明显升高，血液中血小板的含量也得到提高。

阿胶通过补血，还能起到滋润皮肤的作用，有利于皮肤保健，被视为女性美容佳品。

阿胶由动物的皮熬制而成，对人体皮肤更为亲近，更易发挥营养作用。由于阿胶可作为人体必需氨基酸和微量元素的重要补充来源，所以还可起到延缓皮肤衰老的作用。阿胶中钙的含量较高，而所含有的另一重要物质——甘氨酸，能帮助钙质转运，增强钙的吸取和在体内潴留的能力，故此阿胶有助于体内钙质的补充。

人体进入中年期以后，吸收钙的能力明显减弱，大幅下降的钙吸收率和保有率加速了皮肤老化、变黑与变皱的速度。服用阿胶可以补充钙质，起到延缓皮肤老化的作用。很多人服用阿胶后，脸色红润，肌肤细嫩有光泽，这是阿胶对皮肤的营养作用及促进钙的吸收、保养的共同结果。

妇女有经带胎产的特殊生理变化，多见血虚，所以妇女调补多半会想到服用阿胶。

女子14岁起通常有月经来临,28天为1个周期,如月之定时圆缺,按期而至。月经不调和有多种原因,但与“血”关系密切,常见血虚、血瘀和血热。血虚的服用单味阿胶即可收效,血瘀、血热者,以阿胶为主,适当配用其他药物,也能取得满意效果。

传统医书将阿胶称为有效的保胎药,妇女受孕以后,阴血聚以养胎,最易亏虚,而见胎元不固,胎动不安,甚至流产。阿胶补阴血,益冲任,故能养胎,调治妊娠病。

研究表明,阿胶含有赖氨酸、精氨酸、组氨酸、胱氨酸以及钙、硫等物质,这些物质有助于安胎。阿胶对子宫平滑肌影响的药理实验表明,阿胶能有效地解除大鼠子宫平滑肌痉挛,这就说明阿胶在妇科临床应用上有较好的安胎解痉作用。

此外,阿胶具有较强的镇静作用,有一定的健脑作用,并能增强机体免疫功能,使人少得病。

黄绍箕《鲜庵遗稿》及上官禄《清苑类钞》载录:光绪二十二年(1896年),洋务大员李鸿章出使英国。时已74岁的李鸿章咳喘连连,临行前,慈禧赐方:阿胶、人参、熟地黄、知母、贝母,李鸿章一路服用,大见其效。

2. 温阳益精鹿角胶

鹿角胶为鹿科鹿属动物梅花鹿或马鹿的角煎熬而成的胶块。鹿角熬胶后,专于滋补。鹿角胶味甘、咸、性温,功能补肾、益精、补血,主治肾气不足,虚劳羸瘦,腰痛,男子阳痿,滑精,妇女子宫虚冷、崩漏、带下。

倪朱谟《本草汇言》对鹿角胶的温补功能有充分肯定，认为鹿角胶是“壮元阳，补血气，生精髓，暖筋骨之药也。主伤中劳绝，腰痛羸瘦，补血气精髓筋骨肠胃。虚者补之，损者培之，绝者续之，怯者强之，寒者暖之，此系血属之精，较草木无情，更增一筹之力矣”。

鹿角胶与鹿茸比较，两者均有益阳补肾，强精活血的作用，但鹿角胶力稍缓，鹿茸的温补作用要强得多。与阿胶相比，前者温阳补肾，更适合男子；后者滋补阴血，妇女有更多的使用机会。

3. 滋阴宜用龟版胶

龟版胶为乌龟腹甲经煎熬、浓缩制成的固体胶，呈深褐色，质硬而脆，断面光亮，对光照视透明。性偏平和，味甘而咸，有滋阴潜阳、益肾健骨的作用，并兼补血止血。常用于肾阴不足引起的骨蒸潮热、盗汗遗精，以及小儿囟门不合、筋骨不健、腿脚痿弱等。有些妇科崩漏下血等疾病，亦常用其滋阴止血。

龟版的干品中含有 18 种氨基酸，并含有 18 种无机元素，碳酸钙占 44.28％～55.85％，其次含量较高的为磷和镁，此外还含有动物胶、角蛋白、脂肪、骨胶原等，能有效降低亢进的甲状腺功能，能增强机体的体液和细胞免疫功能，能改善动物阴虚证病理功能状态，使之恢复正常，还能促使肾上腺皮质生长，改善其功能，对动物子宫有明显的兴奋作用，还有延缓衰老、解热、补血、镇静、抗凝血、增加冠脉流量、提升白细胞数等作用。

4. 养阴活瘀鳖甲胶

鳖甲胶为鳖甲经煎熬、浓缩制成的固体胶，呈棕褐色，具凹纹，半透明，质坚脆，断面不均坦，具光泽。性偏平和，味咸，有补肾滋阴、破瘀散结的作用，滋养中兼能祛瘀，除用于肾阴不足，潮热盗汗、手足心热外，还用于肝脾大、肝硬化、闭经等。

鳖甲胶与龟版胶都能养阴，且能清虚热，适合易上火者采用，这是阿胶和鹿角胶所不具备的。鳖甲胶还有通血脉的作用，破瘀散结有专功，肝硬化、癌症患者最为对症；龟版胶强健筋骨，骨质疏松者首先考虑选用。

5. 哪些人要慎用胶类药

胶类药的滋补作用很强，但性偏滋腻，有碍脾胃运化，只适宜于肠胃吸收功能正常者服用。如遇脾胃虚弱，出现食欲缺乏、胃中饱胀、腹中胀满、呕吐、腹泻时，就不宜服用了。

感冒属于病邪侵入，此时的治疗当以祛除病邪为首务，不宜进补，胶类药也不宜服用。

伤食后，表现的病症是胃中饱满，呕恶酸腐，此时当消除积滞，不宜再服用胶类药。

各种胃肠疾病，腹中胀满症状明显者，注意理气和胃，慎用胶类药。对于腹泻痢疾来说，除非属于久病体虚，一般不用胶类药。

三、补养膏方

(一)琼玉膏补肺养阴

1. 张瑞五成名的故事

平望镇张瑞五,行医成名,人们有病痛就会找他看病。而吸引张瑞五步入中医这一行的还是补养膏方琼玉膏。

某年,名医徐洄溪的父亲去世,大办丧事,张瑞五帮着购置墓穴砖灰,往返于城乡,因劳累得病。张自感病情危重,握手泣别。这使徐深感不安,取出几两专门熬制的琼玉膏让张带回服用。自此两人再未通音信,直到三四年后的一天,平望镇一富商请徐看病,递上一方说是其他医生开的药方。徐审视着处方,连说不错不错,哪位高手的方子。富商说,当地名医张瑞五。徐马上问,他还健在啊,在哪里?富商回答说就在前面那座桥的边上。徐随即前往,看到他精神强健,与四年前判若两人。张瑞五告诉徐,当年服用琼玉膏后,吐血止住了,咳嗽也逐渐停止,身体慢慢好了起来,感叹医方的神效,于是涉猎方书,做起了中医先生。两人促膝长谈,叙行医之要,徐又对张做了一番指点,使张终于成为一方名医。

琼玉膏最早记载于南宋洪遵的《洪氏集验方》,方中用高丽参二十四两,生地黄汁十六斤,茯苓四十九斤,白蜜十斤。先以地黄汁同蜜熬沸,将高丽参、茯苓研成粉末，和入调膏，用温酒或白开水化服。用于养阴润肺，调补脾胃，治疗虚劳干咳，咽燥咯血。

明永乐年间，明成祖朱棣为了长保青春，降旨太医院拟定服食驻颜专方，御医们经过集体讨论，决定在琼玉膏方中加入枸杞、天冬、麦冬三味药，然后调制成膏，献给皇帝。永乐皇帝服食后效果十分显著，于是给该方赐予了“益寿永贞”的美名。

研究发现，琼玉膏对衰老动物的整体学习、记忆功能具有良好的调节作用，能提高实验动物下丘脑抗氧化能力，延缓体内过氧化所造成的各种病理性损害，缓解大脑单胺类神经递质的下降，纠正神经递质代谢紊乱造成的损害。由此证明琼玉膏对小鼠实验性衰老模型神经系统在不同水平、不同环节上具有延缓衰老、改善衰老症状的良好作用。

2. 琼玉膏的熬制与用法

组成：人参 75 克，生地黄 800 克，白茯苓 150 克，白蜜 500 克。

制法：人参、茯苓加工成粉末，过筛取粉用；蜜炒水用小火煮沸，滤去渣用；生地黄水煎取汁，过滤后用。将各物同放锅中，先用武火煮沸，再改用文火，边熬煮边不停搅动，至膏稠停火，放凉装瓶。

服用方法：1 日 1 次，每次 1 匙，晨起空腹取膏用温酒化服，不饮酒者用沸水冲化服用。

功效主治：滋阴润肺，益气补脾，用于肺阴亏损，虚劳干咳，咽燥咯血，肌肉消瘦，气短乏力。

方解：方中生地黄滋阴壮水作为主药，白蜜养肺润燥为辅助用药，配用人参、茯苓补脾益气，茯苓又能化痰。各药相互配合，能起到滋阴润肺、益气补脾的作用。

（二）龟鹿二仙膏补精益气

1. 治疗虚证的基本方

龟鹿二仙膏由鹿角胶、龟版、枸杞子、人参组成。其方见于《医方考·虚损劳瘵门》。虚损则精气不足，会出现梦泄遗精、形瘦气短、目糊不明等症状，本方最宜服用。

《古今名医方论》曾对方中药物的作用作了精妙地分析。书中认为，鹿得天地之阳气最全，善通督脉，鹿角熬制为胶，能补肾阳，生精血；龟得天地之阴气最厚，善通任脉，龟甲熬制为胶，能滋阴潜阳，补养阴血。鹿与龟属异类有情之物，与人有同气相求之妙，善补气血。人参大补元气而生津，善于固气；枸杞益精生血，善于滋阴。四药合用，性味平和，入五脏而以肝、肾为主，又善通任、督，生精、益气、养血，阴阳并补，且补阴而无凝滞之弊，补阳而无燥热之害。本方常作为治疗各科虚证的基本方，也是养生保健常被推荐的有效膏方。

2. 龟鹿二仙膏的熬制与用法

组成：枸杞子 94 克，党参 47 克，龟版、鹿角各 250 克，蔗糖 2200 克。

制法：龟版加水煎煮 3 次，每次 24 小时，合并煎液，滤过，静置滤液；鹿角切片，加水煎煮 3 次，第一、二次各 30 小时，第三次 20 小时，合并煎液，滤过，静置滤液；党参、枸杞子加水煎煮 3 次，第一、二次各 2

小时,第三次 1.5 小时,合并煎液,滤过,静置滤液。合并上述滤液,浓缩成清汁,取蔗糖煮沸过滤后加入清汁中,用小火浓缩,膏稠后停火,放凉后装瓶。

服用方法:1 日 1 次,每次 15～20 克,晨起空腹取膏用温酒化服下,不饮酒者用沸水化服。

功效主治:益气血,补精髓,用于肾气虚衰,精血不足所致的眩晕耳鸣,视物昏花,肢体麻木,腰膝酸软,畏寒肢冷,手足麻木,阳痿,遗精,舌淡,苔白或少,脉沉无力等。

(三)长春益寿丹延寿健身

1. 出自宫廷的补益方

《慈禧光绪医方选议》记载:光绪六年二月初五日,进长春益寿丹方。该方由天冬、麦冬、熟地黄等 24 味药组成。功能大补心、肾、脾、胃虚损不足,壮筋骨,补阴阳。久服可乌发,壮神,健步,治腰酸体倦,神衰力弱。妇女亦可用,服之可暖子宫,泽颜色。

分析该方用药,人参大补元气;天冬、麦冬、生地黄、熟地黄养阴补血,治疗阴血不足引起的体内燥热、精力不足;山茱萸、菟丝子治疗因肝肾不足引起的眩晕耳鸣、腰酸背痛;枸杞子补养五脏之精,生发,明目,安神,对于失眠健忘有很好的效果;牛膝补肝肾,活血化瘀,治疗下肢酸软;茯苓健脾祛湿,调节脾胃功能,还可以起到安神的作用;杜仲、覆盆子补养肝肾,强健筋骨,对于虚弱,肝肾亏虚有很好的治疗效果;远志交通心肾,对于心肾不交导致的心神不宁、失眠有很好的治疗效果;柏子仁养心润燥,治疗失眠、便秘；五味子兼具五味，可补养五脏，强健身体，提高记忆力；褚实子、地骨皮滋养肾气，清除肝火；小茴香调理脾胃，巴戟天治疗肾气亏虚，肉苁蓉补养肾阳又能滋润肾阴，石菖蒲去痰益智，蜂蜜润燥，木香理气，川椒温寒，泽泻通利。各种药物合用，补益作用较为全面，补而兼以疏利，适宜于调补久服，延年益寿。

本方原为丸剂，近人将该方配剂成膏方，制作成膏剂，适应了广大老年朋友延寿健身的需要。

2. 长春益寿丹的熬制与用法

组成：天冬、麦冬、熟地黄、山药、牛膝、生地黄、杜仲、山茱萸、茯苓、人参、木香、柏子仁、五味子、楮实子、巴戟天各 100 克，炒川椒、泽泻、石菖蒲、远志各 50 克，菟丝子、肉苁蓉各 200 克，枸杞子、覆盆子、地骨皮各 75 克，蜂蜜 2 500 克。

制法：以上除人参、蜂蜜外，一并放锅中，加水煎煮两次，每次 12 小时，合并煎液，滤过，滤液静置，浓缩成清汁。人参加工成粉末，蜂蜜加水煮沸后滤去渣，一并加入清汁中，用小火熬煮，待膏稠停火，放凉装瓶。

服用方法：1 日 2 次，每次 1 匙，晨起及睡前用沸水冲化服用。

功效主治：补血益精，益气养阴，调补脏腑功能，用于精血不足，气阴两虚，神衰体倦，腰膝酸软，足履无力，面色无华，头发早白。

(四)八珍膏应对慢性疲劳

1. 本于八珍汤的补益方

运动要消耗热能，劳作会损耗精气。长期的紧张工作，使身体、心理承受较大的压力，会出现以精神疲乏为主要表现的疲劳现象。慢性或反复发生的极度疲劳，会导致即便充分休息后疲劳不能缓解，活动水平明显下降，记忆力下降，注意力难以集中，肌肉痛，关节痛，头痛，睡眠障碍等症状，现代医学为其赋予了一个新的疾病名称——慢性疲劳综合征。

慢性疲劳综合征，致病的过程是缓慢的，恢复同样也需要较长时间。对于长时间的调养补益来说，膏方是有效的选择。用方上，可用古方气血双补的八珍汤加胶类药熬膏调补。

浙江德清吴女士，34 岁，就诊主诉神疲乏力，易疲劳，经后尤其明显，经常心悸不宁，记忆力明显下降，怕冷，大便干涩，面色灰暗，舌薄质胖，边有齿龈，舌淡红，脉濡细。辨证属劳伤心脾，气血亏损，治在补益心脾，调补气血。经诊断后，以用八珍汤加味制膏治疗，连续 2 个月服完。2 个月后症状完全改善，疾病痊愈。

2. 八珍膏的熬制与用法

组成：人参 30 克，炒白术、酒当归、大枣各 100 克，茯苓、白芍各 80 克，川芎、炙甘草各 50 克，熟地黄、龟版胶、鹿角胶各 150 克。

制法：人参加工成粉末，过筛取粉，粗粒部分与其他药物同煎，连煎 2 次，每次 2 小时，合并煎汁，过滤取清汁;胶类药用黄酒浸24小时,隔水炖烊。将人参粉、胶浆与清汁混和,边用小火熬边搅动,至膏黏稠,停火放凉,装瓶即可。

服用方法:1日2次,每次1匙,于餐后用沸水化开服用。

功效主治:主要用于治疗气血亏虚病证。慢性疲劳,气血亏虚,会有肢体倦怠乏力、面色苍白无华、短气懒言、头晕目眩、心悸不宁等症状,人参、白术、茯苓、炙甘草为补气名方四君子汤,补脾益气;当归、白芍、熟地黄、川芎为补血名方四物汤,滋养阴血,鹿角胶温阳补虚,龟版胶养阴补虚,合全方气血双补,兼顾阴阳劳损,有抗疲劳、强身健体的作用。

(五)真菊延龄膏明目保健

有些工作特别需要用眼,如终日在电脑前工作、绣花、驾驶等工作,容易使眼睛发生疲劳,要特别注意眼保健。

五脏六腑的精气都通过血脉上注于眼睛,而肝"开窍于目",眼睛的生理病理与肝肾精气充盛与否关系密切。肝肾精气充盛,养眼明目,眼睛便不易疲劳,能转动灵活,明亮而视物有神;如果精气不足,两眼会暗淡无光,或两眼干涩,或视物昏花,或夜盲等。

1. 真菊延龄膏

防治视疲劳膏方首推真菊延龄膏,该膏组方仅杭白菊一味中药,再加上蜂蜜而已。味虽简单,功用却很出色,是出于《卫生编》的养生名方。

菊花有许多品种,最常见的是白菊花、黄菊花和野菊花。野菊花的主要作用是清热解毒，而白菊花和黄菊花在清热的同时有养阴的作用，适宜服食养生，所以叫真菊。白菊花味甘，性平，功能疏风明目，清热益阴，主治肝阳上亢，头晕目糊，目赤肿痛，疮疡肿毒；黄菊花味苦，性凉，疏风明目，清热解毒，风热感冒发热、头痛者多用之。

白菊花和黄菊花统称为菊花、甘菊花，能清肝火，平肝阳，助明目，治疗眼病有杞菊地黄丸即用菊花来做主药。

据传，某年光绪得了红眼病，多次治疗都没有好转。安徽知府献上了黄山一带的菊花，请光绪服用，没过多长时间，皇帝的眼疾就好了。据此，黄山的菊花被叫做贡菊。

现代临床常取菊花散风清热、平肝明目、调利血脉的功效，用于治疗风热感冒、头痛眩晕、目赤肿痛、眼目昏花以及冠心病、高血压病、动脉硬化症、高脂血症等老年性疾病，效果显著。

本膏方以菊花疏风清热，平肝明目，再用蜂蜜滋养补虚，有助于延年益寿、明目保健。

2. 施氏真菊延龄膏

组成：杭白菊、枸杞子、生地黄、熟地黄、白芍、桑葚各 250 克，制何首乌、桑叶、女贞子、青葙子各 150 克，牡丹皮、吴茱萸各 60 克，鲜铁皮石斛 350 克，西红花 10 克，龟版胶、鹿角胶各 250 克，蜂蜜 1 000 克。

制法：鲜铁皮石斛洗净后，加水榨汁；胶类药用黄酒浸 24 小时，隔水炖烊；蜂蜜加水用小火煮沸后，滤去渣备用；杭白菊等药放锅中，加水浸 12 小时，连煎2次，每次煎2小时，合并煎汁，过滤取清汁。将清汁、铁皮石斛榨取汁、胶浆同放锅中，边用小火熬边不断搅拌，至膏黏稠，停火放凉，装瓶即可。

服用方法：1日2次，每次1匙，于饭后用沸水化开服用。

功效主治：养阴益肝，清火明目，适宜于两眼干涩，视物昏花，头晕耳鸣，神疲乏力，心悸失眠，大便干结者食用。可用于防治视疲劳。

（六）铁皮枫斗浸膏养阴补虚

1. 铁皮枫斗清补上品

现代的生活方式使阴虚的人越来越多，熬夜，用嗓，抽烟喝酒，电视电脑，都会使阴津损耗，出现阴虚症状，需要养阴补虚。

养阴补虚首选铁皮枫斗浸膏，该膏的主要原料是两种名贵原药材：鲜铁皮石斛和灵芝破壁孢子粉。

由于铁皮石斛性偏于凉，能补阴精，灵芝破壁孢子粉性平和，两者相合，既清又补，补而不腻，清而不伤胃，实属“清补上品”。

2. 铁皮枫斗浸膏最宜养阴

烟酒过度、劳累过度、夜生活过度、用眼用脑过度、声音嘶哑等，多因为劳损，伤及阴精，需要补益，宜于清补，铁皮枫斗浸膏最为适宜。

有些人很容量上火，表现为面红头胀、口舌生疮、牙龈肿痛、鼻子出血，还有心烦头胀、面红唇燥、咽喉肿痛、口苦舌燥、口腔溃烂、失眠心悸、躁扰不安、烦渴、汗出、大便干结、小便短赤、痤疮痈肿等，铁皮枫斗浸膏有助于祛病保健。

妇女月经过多、经期提前、崩漏、白带秽浊恶臭等,铁皮枫斗浸膏宜于服用。

病后体虚者,有口干、咽燥、大便干结、小便短赤、心中烦热,睡眠不实,盗汗等症状者,宜于服用。

中老年人特别是有阴虚倾向,睡眠差,记忆力下降,可用铁皮枫斗浸膏抗衰保健。

唱歌,播音,教师,需要养阴润喉,宜于服用。

经常看电视、用电脑、看书,可用铁皮枫斗浸膏来明目保健。

病后体虚,口干、咽燥、大便干结、小便短赤、心中烦热、睡眠不实者,宜于服用。

慢性胃炎、糖尿病、肝胆病、糖尿病、心血管病、干燥综合征、肿瘤患者,均可服用。

四、养颜膏方

(一)神仙凝雪膏使面色红润

1. 古方神仙凝雪膏

面色红润是健美的象征,红润的面色需要的是脏腑功能的提高、人体气血的旺盛。有病痛的人,可以通过祛除病邪,使脏腑功能得到调整,萎黄、晄白、青灰、暗滞的病态脸色消退;体弱的人,通过调养进补,脏腑功能调和,精气充盛,气血和顺,自然会透发出红润,由内而外的美丽。

脏腑功能紊乱,因病影响面部色泽的,应通过调补内脏功能的方法,收到健身养颜的效果。古方神仙凝雪膏,即是通过调节内脏功能达到养颜美容的效果。

组成:白茯苓、松子仁各 500 克,蜂蜜、黄酒各 250 克。

制法:茯苓加工成细粉,过筛取粉;松子仁加水磨成浆;蜂蜜加水用小火煮沸后,滤去渣。将蜂蜜水、松子仁浆同放一处,煮沸后,调入茯苓粉,倒入黄酒,边用小火熬,边不停搅动,至膏黏稠,停火候凉,装瓶即成。

服用方法:1 日 2 次,早晚餐前取 1 匙,用沸水冲化服下。

功效主治:松子仁有润养五脏、补益不足的作用，配用蜂蜜润燥滋养，茯苓健脾和胃，美白肌肤，能补虚健身，防治神疲乏力、食欲缺乏、头晕目眩、面黄肌瘦、大便干燥、肌肤燥裂病症。方名“凝雪”，是指通过本膏方的调治，能达到美白肌肤的作用。

2. 祛病美白膏方实录

方女士，34 岁，安徽人，有良好的事业基础，但有慢性溃疡性结肠炎病痛。10 多年来，稍进食不当就会出现腹泻，便前腹痛，有时痛得难以直立。经过多家医院治疗，仍时有便秘，时有腹泻，便秘时 3～5 天不解，腹泻甚则每天 10 余次，形体消瘦，170 厘米的身高，体重仅 43 千克，面色暗滞，面部肌肤粗糙，无光泽。经诊断后用中药调治 2 周，腹痛腹泻症状基本消除，复诊拟订了补脾益肠、温肾固摄膏方，用了红参、灵芝，服完一料，2 个月后再诊，诉说未再出现腹泻，面色转为红润，体重增加了 3 千克。

组成：炒苡仁、淮小麦各 300 克，黄芪、茯苓、山药、制何首乌、鹿角霜、夜交藤、狗脊、炒川断续各 250 克，玉竹、补骨脂、芡实各 200 克，炒白术、浙贝母、合欢皮、白蒺藜各 150 克，当归、炒枣仁、制香附、楮实子、桑螵蛸、鸡内金各 120 克，台乌药、煨肉蔻各 100 克，陈皮、炙远志、砂仁各 60 克，红参（研粉）50 克，鲜铁皮石斛（榨汁）300 克，灵芝破壁孢子粉（收膏）60 克，西红花（研粉收膏）30 克，核桃肉（捣烂）、鹿角胶、阿胶、冰糖各 250 克。

制法：将除灵芝孢子粉和胶类药物的其他药材加水浸 24 小时，连煎 2 次，每次煎 2 小时，合并煎汁，过滤取清汁，放入胶类药物和冰糖，边熬煮边不停搅动，至质稠膏成时停火，放入灵芝破壁孢子粉，继续搅匀，凉透后装瓶。

服用方法：1 日 3 次，每次取 1 匙，于饭后用沸水冲化服用。

(二)逍遥散制膏祛除黄褐斑

黄褐斑是指发生在面部的黄褐色或灰黑色斑片，它暴露于面部，大小不等，形态各异，或孤立散在，或融合成片，圆形或条状，一般多呈蝴蝶状。黄褐斑的皮损明显，发展到一定程度时会停止扩大，不肿胀，无脱屑，经过缓慢，无自觉症状。

妊娠 3～4 个月的孕妇会出现褐色斑，分娩后会渐渐消失。慢性肝病、结核病、妇女月经不调、附件炎等，均可出现黄褐斑，可随着病情的加重而色素加深，调治疾病可使黄褐斑得以改善。

1. 逍遥散对付黄褐斑

《和剂局方》中收载的逍遥散调和肝脾，对于防治黄褐斑有较好效果。

组成：柴胡、当归、白芍、炒白术、茯苓、薄荷、生姜、炙甘草。

制法：原方为散剂，调治黄褐斑时可以该方加味且改变制型，做成膏剂服用。

功效主治：疏肝解郁，健脾养血，原治肝郁血虚，胸胁胀痛，头痛目眩，口燥咽干，补疲食少，近代用于治疗月经不调、乳腺增生、黄褐斑等。

方解：方中柴胡疏肝解郁，使肝气条达；白芍酸苦微寒，养血敛阴，柔肝缓急；当归养血和血，其气香可理气，为血中之气药；当归、白芍与柴胡相同，补肝体，助肝用，使血和则肝和，血充则肝柔。木郁则土衰，故以白术、茯苓、甘草健脾益气，不但实土以抑木，更能使营血生化有源。方中用薄荷，疏散郁遏之气，透达肝经郁热；生姜降逆和中，且能辛散达郁；炙甘草益气补中，调和诸药。各药合用，气血兼顾，肝脾同调，立法周全，组方严谨，可使肝郁得疏，血虚得养，脾弱得复，各种由此引起的病症得以消除。

2. 黄褐斑膏方实录

李女士，44 岁，浙江上虞人，主诉眶下、颧骨下部位出现黄褐斑，逐渐增多，经事紊乱，夹有血块，经来腹痛，胸乳胀痛；平时大便 4～5 天一行，甚则痔疮出血，手足不温，肩颈多有不适，时有心悸，手足麻，苔薄腻，舌质红，脉弦细，拟法疏肝养血，滋养肝肾。

组成：山药、玉竹、茯苓各 300 克，生地黄、何首乌、制黄精、白芍、地榆各 250 克，枸杞子、槐花、肉苁蓉、生白术、柏子仁各 200 克，生晒参（另煎）、山茱萸、炒当归、天冬、麦冬、制香附、白蒺藜、白及、乌梢蛇各 150 克，柴胡、当归、炒枳壳、玉蝴蝶各 120 克，厚朴花、玫瑰花、炙甘草各 60 克，薄荷 30 克，鲜铁皮石斛（榨汁）300 克，西红花（研粉收膏）20 克，黑芝麻（捣烂）、龟版胶（各）250 克，阿胶 150 克，冰糖 250 克

制法：药材加水浸泡 24 小时，用中火煎 2 次，每次 2 小时，去渣取汁，过滤后浓缩成清汁。薄荷另煎 5 分钟，取汁，过滤后加入清汁中，再加入其他药物边搅动边用小火熬煮收膏，至黏稠时停火，候凉后装

瓶。

服用方法：1 日 2 次，每次 1 匙，用沸水冲化服下。

（三）扶桑至宝膏祛痤疮

1. 凉血润养扶桑至宝膏

面部痤疮是一种毛囊皮脂腺的慢性炎症，因面生丘疹如刺，可挤出白色碎米样粉汁，又叫粉刺。多发在面部，稍有瘙痒或疼痛，病程缠绵，往往此起彼伏，新疹不断继发，影响美容。

《摄生秘剖》扶桑至宝膏以桑叶为主，合芝麻、蜂蜜熬膏，对于防治痤疮有较好效果。

组成：黑芝麻 120 克，嫩桑叶、蜂蜜各 500 克。

制法：嫩桑叶洗净，晒干，连同黑芝麻，一并研为粉末，过筛后备用；蜂蜜加水，煮沸后过滤去渣，浓缩成清汁。此时将桑叶、芝麻粉末搅入，边搅边熬，至完全搅匀，膏质黏稠，停火放凉装瓶。

服用方法：1 日 2 次，每次取 1 匙，空腹用滚开水冲化服下。

功效主治：清热凉血，润养肝肾，用于精血亏少，形体消瘦，头昏眼花，记忆力减退，腰膝酸软，五心烦热，咽干口燥，面部及背部多发痤疮者服食。

桑叶是清解风热的良药，有清热凉血的作用，并能清肝明目，对于防治痤疮有帮助。现代药理研究发现，桑叶含有芸香苷、槲皮素、氨基酸、维生素，以及铜、锌、硼、锰等矿物质，能保持毛细血管的正常抵抗力，减少血管通透性，可使因脆性增加而出血的毛细血管恢复正常的弹性，并具降压、降脂、防治动脉粥样硬化等作用。

黑芝麻中含有的脂肪油是营养脑细胞的重要物质，维生素 E 能延缓机体衰老，卵磷脂对神经系统有强壮作用，亚油酸能降血脂、防治动脉粥样硬化。黑芝麻配合蜂蜜，有缓泻的作用。桑叶疏风热，芝麻、蜂蜜润肠导郁热，合而成疏通之剂，对于去郁热，润燥降火，防治痤疮有裨益。

在治疗痤疮中，重视养阴清火，兼顾清湿热，推重鲜铁皮石斛、生薏苡，痤疮多脓头的，重用祛火毒，配用金银花、连翘、紫花地丁、野菊花，复以杏仁、紫菀、黄芩清肺通腑，取效颇验。

2. 痤疮膏方实录

郭某，男，17 岁，浙江诸暨人。身高 168 厘米，体重 65 千克，面色萎黄，散发痤疮，背部亦多发，唇口红，口干口苦，大便 3～4 天一行，苔薄腻质干，舌红，脉弦数。立法养阴清热，祛湿泄浊。

组成：薏苡仁 300 克，生地黄、桑叶、乌梢蛇、紫花地丁、炒谷芽、炒麦芽各 250 克，金银花、野菊花、牡丹皮、赤芍、天冬、麦冬、地骨皮、浙贝母、黄芩、杏仁、炒鸡金各 150 克，厚朴花、紫菀各 120 克，玉蝴蝶、玫瑰花各 100 克，炮山甲（先煎）60 克，鲜铁皮石斛（榨汁）300 克，西洋参（另煎）150 克，西红花（研粉收膏）15 克，龟版胶、鳖甲胶各 200 克。

制法：将药材用清水浸泡 24 小时，先煎炮山甲 2 小时，再入余药煎 2 小时，连煎 2 次，合并药汁，过滤取清汁，用文火浓缩，加入烊化的胶类药，并放铁皮石斛汁、西洋参汁，搅入粉料，至膏黏稠为止，放凉后装瓶。

服用方法：1 日 2 次，饭后用沸水冲化服下。

（四）乌须固本膏美发养颜

头发和皮肤一样，是人体健康的一面镜子，反映了脏腑精气的盛衰。头发早白，与气血虚衰，肾精不足，头发失却营养有关。

古诗云：扫除白发用首乌。头发白了，人们会想到何首乌。何首乌补肝益肾，养血祛风，主治肝肾不足，精血亏损，须发早白，血虚头晕，腰膝软弱，筋骨酸痛，遗精，崩带，久痢不愈等。由于养血益肝，固精益肾，从而能发挥乌发的效用。

1. 乌须固本膏的熬制与用法

乌须固本膏出自《体仁汇编》一书，由何首乌、黑芝麻等 18 味中药组成。膏方中用黑芝麻、松子仁、核桃肉及黑大豆等有补肾益精作用的食疗佳品，配用何首乌滋肾养血，补益肝肾；黄精补中益气，添精生津；柏子仁养心安神，滋肾润燥；五加皮补中益精，益智强志；再用生地黄、熟地黄、天冬、麦冬加强补精养阴的功能，人参、白术、茯苓巩固益气补脾药力，合而成为有效的补精固本，乌须养颜效验膏方。

组成：黑大豆 3 500 克，何首乌 240 克，黄精 120 克，黑芝麻、松子仁、核桃肉、柏子仁、枸杞子、天冬、麦冬、白术、人参、五加皮、白茯苓、赤茯苓、生地黄、熟地黄各 60 克。

制法：取黑大豆 2 500 克，与何首乌一并用沸水浸泡12小时后，弃豆，取何首乌晒干；再取黑大豆1000克，与黄精一并放锅中，用小火炖煮至豆熟，弃豆，取黄精备用。生地黄、熟地黄用酒浸过，晒干。黑芝麻、松子仁、核桃肉一并捣研成细末。将天冬、麦冬、白茯苓、赤茯苓、柏子仁、枸杞子，连同何首乌、黄精、生地黄、熟地黄同放锅中，加水适量，文火煎煮取汁，连煎2次，每次2小时。然后，取2次药汁，文火浓缩后，过滤取清汁，加入黑芝麻、松子仁、核桃肉细末，边熬边搅，至膏稠黏为止，凉透后装瓶。

服用方法：1日2次，每次取1匙，空腹用沸水冲化服下。

功效主治：补肾健脾，补精乌须，适宜于气阴两虚，腰膝酸软，疲乏少力，头晕眼花，耳鸣健忘，须发早白者服食。

2. 乌发膏方实录

毛小姐，19岁，主诉2年前出现白发，渐增多，发质干，进食不当即腹泻，易疲劳。经诊断，健脾补肾，2个月的中药汤剂调治后，脾胃功能健旺，腹泻完全消除。后改用补肾益精为主，在乌须固本膏的基础上加用西红花、炙黄芪、炒白术、炒薏苡仁、芡实、淫羊藿、侧柏叶、地榆等，制膏服用。服完一料后，精神状况好转，脸色红润，白发转乌。

五、祛病膏方

（一）敛肺止血膏治疗支气管扩张咯血

支气管扩张是指支气管及其周围肺组织的慢性炎症损坏管壁所致的支气管扩张和变形，主要表现为慢性咳嗽、大量脓痰和反复咯血。

笔者于1976年分配到浙江省中医研究所（浙江省中医药研究院前身）工作，有机会跟随著名中医学家潘澄濂开展中医临床和文献研究工作，至1993年潘老病故。

对于支气管扩张咯血症，潘老认为，支气管肺炎、肺结核、肺气肿等肺部疾病，均会诱发支气管扩张咯血症，这是因为肺为娇脏，久咳不止，肺气不敛，伤及血络，气血受伤，阴精内耗。其病标在肺，本在肾，治法在于化痰敛肺，止血益肾。基于此，潘老制订了敛肺止血膏，用于支气管扩张咯血症的治疗。

1. 敛肺止血膏的熬制与用法

组成：生地黄、百合、花蕊石、黛蛤散各120克，潞党参、旋覆花、诃子肉、麦冬、巴戟肉各90克，竹沥半夏、炙马兜铃各60克，陈皮、炙甘草各45克，五味子30克，三七粉24克，川贝母粉45克，阿胶150克，冰糖250克。

加减法：患肺结核者，加炙百部；脾胃虚弱者，加白术、淮山药；治疗中仍有痰中带血者，加茜草、藕节、仙鹤草；气急者，去花蕊石，加海浮石、紫苏子；腰背痛者，加杜仲、川断续。

制法：上药加水浸2小时后，煎煮2小时，连煎2次，过滤取清汁；阿胶烊化，连同三七粉、川贝母粉、冰糖调入清汁中，用小火收膏，盛于瓷罐内，放阴凉处。

服用方法：1日2次，于早、晚饭后各取膏2匙，用沸水冲化服用。遇冬季要隔水炖热服用。以上1料供1个月左右服用。

2. 支气管扩张咯血膏方实录

许先生，42岁，2011年11月21日就诊。诉慢性支气管炎多年，去年及今年10月先后2次支气管扩张咯血，现仍多烦热盗汗，胸闷气短，时有咳嗽，喉间有痰，有时痰中带血，口干，易感冒，苔薄腻质干，舌暗红，脉细数。经诊断，拟补肺益气，健脾培土，以敛肺止血汤加减。

组成：蛤蚧（另煎）2对，山药、仙鹤草各250克，紫河车（另煎）、生晒参（另煎）、炙黄芪、百合、茯神、白芍、生地黄、北沙参、地骨皮、桑白皮各150克，白术、山茱萸、巴戟天、天冬、麦冬、黛蛤散（包）各120克，防风、炙远志、厚朴花、竹沥半夏各100克，陈皮、炙甘草、五味子各60克，三七粉（收膏）、川贝母粉（收膏）各30克，核桃肉（捣烂）250克，阿胶、鹿角胶各200克，冰糖250克。

制法：药材加水浸泡24小时，连煎2次，滤取清汁，加入胶类药，用小火熬煮，至膏稠停火，放凉后装瓶。

服用方法:1 日 2 次,每次 1 匙,早晚饭后用沸水冲化服下。

(二)肺脾肾兼顾防治支气管哮喘

1. 补肺健脾温肾治哮喘

支气管哮喘是一种常见的、发作性的肺部过敏性疾病。该病的发生主要是由于体内伏痰,遇感受风寒病邪、情志不和、疲劳或误食某些食物。发作时以邪实为主,未发作时以正虚为主,有肺虚、脾虚、肾虚的不同。春秋季节及寒冷地区发病率较高。

该病需重视平时调治,补肺健脾温肾,有助于固本防发作。肺虚者,多见自汗,怕风,咳嗽气短,痰液清稀,面色㿠白,易感冒,神疲乏力,每因气候变化而诱发,多以玉屏风散补肺固卫、益气补虚;脾虚者,可见食少脘痞,大便不实,常因饮食不当而诱发,短气,语言低微,舌苔薄腻或白滑,质淡,脉细软,可用六君子汤健脾益气;肾虚的,可见短气息促,动则更甚,吸气不利,腰酸腿软,耳鸣眩晕,畏寒,劳累后易发作,面色苍白,舌苔淡白,质胖,脉沉细;或颧红,烦热,盗汗遗精,舌红少苔,脉细数,治以肾气丸补肾益精。

2. 支气管哮喘膏方实录

某男,咳喘十载,肺肾两亏,气液俱耗,病缠已久。动则气上,口干痰稠,腰酸形瘦,夜则盗汗。舌质红,脉小数。正虚而邪实,值冬躲及时调补,当为肺肾两顾,化痰祛瘀,订健康长寿之计。

组成:鲜芦根 300 克,熟地黄 240 克,南沙参、北沙参、天冬、麦冬、生地黄、山药、百合、天花粉、丹参各150克，西洋参(另煎)、五味子、山茱萸、茯苓、牡丹皮、泽泻、川石斛、玉竹、功劳叶、炙远志、杏仁、桃仁、苍术、制半夏、桑白皮、枳壳、地龙、全当归、赤芍、生蒲黄各90克，陈皮、川贝母、桔梗、紫河车各60克，苏木、甘草各45克，龟版胶、阿胶各90克，冰糖500克。

制法：将药材加水煎取浓汁，连煎2次，过滤取汁；西洋参另煎取汁；龟版胶、阿胶、冰糖加水煮烊。各药汁同放锅中，用小火熬煮，至膏稠停火，放凉后装瓶。

服用方法：1日1次，每次1匙，晨起空腹用沸水冲化服下。

（三）桂圆参蜜膏调治肺结核

肺结核是由结核杆菌感染肺部而引起的常见慢性传染病。一般初起病情多轻，微有咳嗽，疲乏无力，逐渐消瘦，食欲缺乏，偶或痰中挟有少量血丝，继则咳嗽加剧，干咳少痰，或痰多黄白不一，午后发热，掌心尤甚，两颧红艳，唇红，口干多饮，或有形寒，时时咳血，甚则大量咯血，盗汗，失眠，胸部闷痛，心烦易怒，男子梦遗失精，女子月经不调或闭经，还可发展至骨枯槁，肉陷下，骨髓内消，发焦毛耸，肌肤甲错，音哑气喘，面唇发紫，大便溏泄，肢体水肿。

本病的治疗在于补益气阴，《得配本草》的桂圆参蜜膏，功能润肺补气，对于肺结核者的调补有良好效用。

1. 桂圆参蜜膏的熬制与用法

组成：桂圆肉、北沙参各125克，党参250克，蜂蜜500克。

制法：将桂圆肉、党参及沙参洗净，加水浸半小时，用文火煎煮，连煎3次，然后将3次药汁合并混合，用文火煎熬浓缩，稠黏如膏时加入蜂蜜，至沸后停火，待冷后装瓶备用。

服用方法：1日3次，每次取1汤匙，以沸沸水冲化吃下。

功效主治：补元气，益心智，助筋力，适宜于体质虚弱之疲倦乏力，记忆力减退，注意力不集中，心悸怔忡，烦渴，心神不宁等病症者食用。

近人张山雷说，党参力能补脾养胃，润肺生津，健运中气，与人参不甚相远，尤为可贵者，健脾运而不燥，滋胃阴而不湿，润肺而不犯寒凉，养血而不偏滋腻，鼓舞清阳，振动中气，而无刚燥之弊，补助中州而润泽四隅，故凡古今成方之所用人参者，无不可以党参当之，即凡百证治之应用人参者，亦无不可以党参投之。

沙参味甘性凉，功专补肺阴，清虚火；桂圆肉补益心脾，养心益智；蜂蜜补中润燥。各物互相配合，补而不热，清而不凉，适宜于心脾不足偏于阴分亏虚而兼见烦渴、心神不宁者服食。

2. 肺结核膏方实录

某女，37岁，2009年11月30日诊治。1年前患肺结核，经规范治疗，已停药。形体消瘦，面色苍白，神疲乏力，多有烦热，睡眠不实，多盗汗，口干，大便干涩,月经量少,经来腰酸,苔薄腻,舌红,脉弦细,拟补肾益肺,健脾培土。

组成:炙鳖甲(先煎)、青蒿、地骨皮、当归、浙贝母各 120 克,炙蛤蚧 2 对(另煎),太子参、山药、茯苓、黄芪、白术、天冬、麦冬、百合、北沙参、全瓜蒌、仙鹤草各 150 克,山茱萸、白及、大枣、炒鸡金、炙甘草、川贝母粉(收膏)、桂圆肉(收膏)各 100 克,五味子、灵芝破壁孢子粉(收膏)各 60 克,西洋参(另煎)、山参(研粉收膏)、冬虫夏草(研粉收膏)各 30 克,鲜铁皮石斛(榨汁)300 克,核桃肉(捣烂)250 克,龟版胶 250 克,鹿角胶 150 克,冰糖 250 克。

制法:炙鳖甲及余药加水浸 24 小时,先煎煮炙鳖甲 3 小时,再入余药,连煎 2 次,每次 2 小时,合并煎汁,过滤取清汁;蛤蚧另煎加入,鲜铁皮石斛榨汁、桂圆肉、核桃肉一并加入;龟版胶、鹿角胶加黄酒,并放水适量,煮烊加入;用小火熬煮,并不停搅动,至膏稠停火,放凉后,搅入粉料药,装瓶。

服用方法:1 日 2 次,每次 1 匙,于空腹时用沸水冲化服下。

(四)冬令膏防治头痛

头痛是由肝阳上亢、痰瘀互结而致清阳不升,或浊邪上犯,清窍失养,以头部疼痛为主要表现的病症。

头痛部位多在头部一侧额颞、前额、巅顶,或左或右,辗转发作,或呈全头痛。头痛的性质多为跳痛、刺痛、胀痛、昏痛、隐痛,或头痛如裂等。头痛每次发作可持续数分钟、数小时、数天，也有持续数周者。

1. 补精养血的麦冬膏

《太平圣惠方》载有麦冬膏，对于精血不足头痛有一定效果。

组成：麦冬75克，远志、茯苓、熟地黄、地骨皮、熟芝麻各50克。

制法：将熟芝麻、茯苓研成细粉备用；余药一并放锅内，加水浸12小时后，煎煮2小时，连煎2次。取两次煎汁，用文火浓缩，过滤取清汁，调入芝麻、茯苓粉，边熬边搅，至膏稠黏，停火放凉，装瓶。

服用方法：1日2次，早晚饭前取1匙，用沸水冲化服下。

主要作用：补精养血，生津润燥，适宜于心肾阴虚，精亏血少，头晕目糊，耳聋头痛，健忘，心悸不宁，失眠多梦者服食。

本膏方中，麦冬的用量独重，用为主药。麦冬为清心润肺要药，主治心气不足，惊悸怔忡，健忘恍惚，精神失守，或治肺热肺燥，短气咳喘；或治虚劳客热，津液干少。

在用麦冬的基础上，更用远志祛痰解郁，益智安神；茯苓养心益智，健脾利湿；熟地黄滋精补血，益肾补髓；芝麻补精健脑，养血润燥，地骨皮滋肾益精，兼清血热。各药相合，对于防治精血不足引起的头痛有作用。

2. 内风头痛膏方实录

程门雪治内风头痛案：一患者，脉右小左弦大，尺弱寸关弦，头晕，俯后更甚，用脑过度遂见后脑痛，右手振颤，右臂酸软无力，眼花，寐不酣，多梦。肝肾亏，内风扰，络道不和，心神不安。治法：滋肝肾，养心神，调和气血，宣通络道。

组成：生地黄、熟地黄、山茱萸、山药、枸杞子、细石斛、制何首乌、鲁豆衣、大枣、豨莶草、蚕沙各 120 克，白蒺藜、潼蒺藜、菟丝子、茯神、炒枣仁、炙黄芪、巴戟天、丝瓜络各 90 克，麦冬、白菊花、白芍、当归各 60 克，炙远志、夜交藤各 30 克，五味子 15 克，砂仁（后入）12 克，桑枝膏 180 克，龟版胶 120 克，冰糖 240 克。

制法：将药材依法炮制，浓煎 3 次，滤汁去渣，加胶收膏。

服用方法：1 日 2 次，早晚空腹取 1 匙，用沸水冲服。

（五）五味子膏防治失眠

睡眠是调节人体生理节奏的最好休息方法，一般人每天的睡眠量约为 8 小时。正常的睡眠是精力恢复的重要保证，经常失眠者，会对学习工作带来严重的不良影响，甚则影响身体。

失眠患者，有的不易入睡，有的睡眠浅而易惊醒，有的睡眠短而早醒，醒后不能再入睡，还有一类最为严重，彻夜不能入睡。

说起防治失眠膏方，这里要介绍有效膏方五味子膏。五味子膏出自《慈禧光绪医方选议》，用药仅五味子一种，配用蜂蜜熬膏即成。

五味子的皮肉味甘、酸，核辛、苦，并有咸味，是辛甘酸苦咸五味皆备的一种中药。这种五味俱全的果实，能对人体五脏的平衡起到协调作用。唐代医学家孙思邈曾说，五月常服五味子以补五脏气；六月常服五味子以益肺金之气，在上则滋源，在下则补肾。清宫御医曾于某年六月初八日为慈禧太后制作了五味子膏，以供西太后补益安神之用。现代研究发现，五味子能改善人的智力活动，提高工作效率，对那些从事需要紧张注意力、精细协调动作、灵活性和耐力的活动工作者，都有改善作用。所以五味子膏，除了防治失眠，还被用于健脑益智服食。

1. 五味子膏的熬制与用法

组成：五味子 500 克，蜂蜜 1 000 克。

制法：将五味子洗净，水浸 12 小时，放沙锅中，加水足量，用文火煎煮，连煎 3 次，每次 2 小时。取 3 次药汁混合，文火浓缩，制成清汁。蜂蜜放锅中，加水适量，文火熬熟，过滤后加入五味子清汁中，边熬边搅，待至膏成，放凉后收瓶贮存。

服用方法：用于助睡眠，则 1 日 1 次，每次取 1 匙，睡前半小时用沸水冲化服用；用于健脑益智，则 1 日 2 次，每次取 1 匙，于饭后用沸水冲化服用。

功效主治：滋养肺肾，安神益智，适宜于肾虚精亏，心虚气弱，精神不振，脑力减退，心悸不宁，失眠多梦者服用。

2. 失眠膏方实录

许女士，浙江天台人，56 岁，2010 年 11 月 13 日就诊。抑郁症，多烦躁，心悸，头部怕风，睡眠差，入睡难，耳鸣，尤其在夜静时，耳中多丝丝鸣响，时轻时重，持续不消，口干，有时夜间需要喝水；慢性中浅表性胃炎伴灶性肠化，胃脘痞塞，嗳气泛酸，多泛酸，大便秘结；颈椎腰椎骨质增生，腰酸痛，骨节酸痛。经诊断，苔薄腻，舌红，脉细数，拟健脾养心，滋养肝肾，以膏方调治。服用后，抑郁症的情况有很大改善，睡眠质量明显提高；胃口好，以前不能吃的一些食物都可以吃了。

组成：灵芝（先煎）、炒枣仁、薏苡仁、藤梨根、炒萝卜子各 300 克，生晒参（另煎）、熟地黄、丹参、枸杞子、炒鸡金各 250 克，百合、淮山药、制何首乌各 200 克，炒白芍、茯苓、枳壳、炙龟版（先煎）、浙贝母、厚朴花、九节菖蒲、远志各 150 克，山茱萸、炙鳖甲（先煎）、柴胡、合欢花、白术、红花 120 克，半夏、青皮、陈皮、玫瑰花各 100 克，五味子 60 克，鲜铁皮石斛（榨汁）300 克，黑芝麻（捣烂）、核桃肉（捣烂）、龟版胶各 250 克，鹿角胶 150 克，木糖醇 250 克，黄酒 250 克。

制法：灵芝、炙鳖甲及余药加水浸 24 小时，先煎煮灵芝、炙鳖甲 3 小时，再入余药，连煎 2 次，每次 2 小时，合并煎汁，过滤取清汁；生晒参、鲜铁皮石斛另煎 2 小时，榨取汁用；黑芝麻、核桃肉分别研碎；龟版胶、鹿角胶加黄酒，并放水适量，煮烊。将各物同放锅中，用小火熬煮，并不停搅动，至膏稠停火，放凉后装瓶。

服用方法：1 日 2 次，每取 1 匙，于早晚食后 2 小时用沸水冲化服下。

(六)桑菊地黄膏防治高血压

正常的血压舒张压80毫米汞柱以下,收缩压120毫米汞柱以下。当舒张压大于90毫米汞柱,收缩压大于140毫米汞柱,即是高血压。

界于正常血压与高血压之间,是正常高值,要引起重视,及早预防,以免发展为高血压。

高血压根据不同的病因,有原发性高血压与继发性高血压之分;根据进展的快慢,又有缓进型高血压与急进型高血压之分。缓进型高血压较为多见,病程进展缓慢,半数病人可无症状,部分病人可有头痛、头晕、耳鸣、失眠、心悸、烦躁、无力、肢麻等。

1. 养阴凉血的桑菊地黄膏

桑菊地黄膏是用于高血压调治的常用膏方。

组成:生地黄、熟地黄、枸杞子、生白芍、生山楂各250克,桑叶、杭白菊、制何首乌、茯苓各200克,山茱萸、天冬、麦冬、牡丹皮、地骨皮、天麻各150克,钩藤、桃仁、地龙、胆南星、姜半夏、泽泻各100克,水蛭各20克,破壁灵芝孢子粉(搅入)30克,西红花(研粉)20克,鲜铁皮石斛(榨汁)300克,龟版胶、鳖甲胶、黄酒、木糖醇各250克。

制法:鲜铁皮石斛洗净,榨取汁用;西红花研成粉末;龟版胶、鳖甲胶加黄酒浸24小时,隔水炖烊;余药除灵芝孢子粉外,放锅中,加水浸24小时,连煎2次,每次2小时,合并煎液,过滤取清汁。将石斛汁、胶浆倒清汁中,边熬边搅动,至膏黏稠时,加西红花粉再搅5分钟,停火候凉,下灵芝孢子粉,搅拌均匀装瓶即成。

服用方法:1 日 2 次,每次 1 匙,早晚饭后用沸沸水冲化服下。

功效主治:滋养肝肾,养阴凉血,适宜于肝肾不足,阴虚内热,头晕头胀,目糊,耳聋,心悸不宁,失眠多梦,盗汗出,时有烘热,大便干涩者服食。

方解:本膏方用药,从功效考虑,分为三组,一是滋养肝肾,用药有熟地黄、枸杞子、生白芍、鲜铁皮石斛、龟版胶、制何首乌、山茱萸、天冬、麦冬;二是清热凉血,用药有生地黄、桑叶、杭白菊、牡丹皮、地骨皮、钩藤、地龙;三是祛湿导痰行瘀,用药有茯苓、桃仁、胆南星、姜半夏、泽泻、水蛭、西红花、鳖甲胶,另用灵芝孢子粉养心安神,调补五脏。诸药合用,能使肝肾阴精得以补给,痰瘀消弭,火气降潜,血热得以清宁,使高血压病症得到有效控制。火气旺者,杭白菊改用野菊花,并可配用羚羊角粉。

2. 高血压膏方实录

陈某,男,高血压、高脂血症、脂肪肝,水亏木旺、瘀热交困案,辛巳冬至后订膏方。患者有高血压史,曾有血脂、尿酸及转氨酶偏高,头晕时作,皮肤蠕痒,脉弦数,舌唇紫,苔黑腻。树欲静而风不止,治当平肝熄风,化瘀泄热,借草木之精华,据胜复之法度,补其不足,删其有余,订养生之大计,俾寿而康。

组成:生地黄、煅龙骨(先煎)、煅牡蛎(先煎)、生薏苡仁、生黄芪、珍珠母、平地木、金钱草、仙人对坐草各 300 克,决明子、南山楂、白蒺藜、虎杖、肥玉竹、土茯苓、紫丹参、制何首乌、夏枯草各 150 克,双钩藤

(后入)、桑叶、桑白皮、杭白菊、葛根、海藻、淮牛膝、牡丹皮、杏仁、桃仁、当归、赤芍、白芍、生山栀、荆芥、防风、生蒲黄(包煎)、泽泻、苍术、白术、知母、炒黄柏各 90 克,明天麻 45 克,西洋参(另煎)90 克,枫斗(另煎)30 克,龟版胶、鳖甲胶各 90 克,蜜糖 500 克。

制法:将药材煎取浓汁,文火熬成糊状,入龟版胶、鳖甲胶、蜜糖熔化收膏。

服用方法:1 日 1 次,每次 1 匙,晨起以沸水冲服。

(七)松子膏防治冠心病

冠心病系冠状动脉粥样硬化性心脏病的简称,多见于 40 岁以上者,男性较女性多见,且以脑力劳动者居多。

冠心病发病时,主要表现为心绞痛和心肌梗死。心绞痛是心肌暂时缺血、缺氧所引起,心肌梗死是冠状动脉闭塞,血流中断,局部心肌因缺血缺氧而发生坏死。两者均有发作性胸痛或胸闷不适,前者较短,为 3～5 分钟;后者较长,大于 30 分钟。发病的常见诱因是体力活动、情绪激动、饱餐、饮酒及寒冷刺激,少数为心动过速、吸烟、低血糖状态、睡眠呼吸暂停等。

松子膏出自《太平圣惠方》,方中以松子为主,气香味美,滋润五脏,配合菊花、蜂蜜润养补益,对于防治冠心病,以及高血压、动脉硬化、高脂血症均有帮助。

1. 松子膏的熬制与用法

组成：松子 1 000 克，甘菊花 100 克，蜂蜜 500 克。

制法：松子去壳取仁，与菊花一并捣极烂，加入蜂蜜，慢火熬煮至稠，装瓶即可。

服用方法：1 日 3 次，每次 1 匙，用沸水冲服。

功效主治：平肝明目，调利血脉，健脑润肤，适宜于肝肾阴虚，头晕目糊，咽干口燥，失眠多梦，耳鸣健忘，心神烦躁，低热盗汗，腰膝酸软，大便干结等病症患者服食。

2. 胸痹膏方实录

某男，75 岁，冠心病 15 年。胸痛有年，心阳不振，气滞血瘀，痰浊困阻。脉道不畅，不通则痛，心痛频作，夜分少寐，脉沉细结代，舌淡苔薄，唇紫。选经温寒解凝，症已得到控制，因需要出国，所以希望用膏剂代替煎剂。

膏方处方：大生地黄、黄芪、磁石各 300 克，紫丹参、生蒲黄、附片（先煎）、桂枝、酸枣仁各 150 克，全瓜蒌 120 克，柴胡、赤芍、白芍、当归、川芎、炒枳壳、红花、桃仁、生甘草、醋五灵脂、延胡索、煨金铃、苏木、桔梗、淮牛膝、制香附、天台乌药、法半夏、茯苓、广郁金、百合、炙远志、薤白、苍白术各 90 克，青皮 60 克，炙乳香、没药、木香各 45 克，降香、九香虫各 24 克，血竭（研粉收膏）30 克，野山参（另煎）30 克，鹿角胶 150 克，麦芽糖 500 克。

制法：将药材共煎浓汁，文火熬糊，再入鹿角胶、麦芽糖熔化收膏。

服用方法:1 日 1 次,每次 1 匙,晨起以沸水冲服。

(八)四仁膏防治脑动脉硬化

脑动脉硬化是一种慢性退行性病变,多见于 50 岁以上的人,与遗传、高血压、高血脂、吸烟、嗜酒、体内缺乏钙、镁及组蛋白等因素有关。通常患者病情发展缓慢,精神症状多种多样,且逐渐加重,最终可变成老年痴呆。

脑动脉硬化的早期精神症状主要表现在睡眠障碍、记忆力减退和性情异常,如情绪不稳、易兴奋、激动、好发脾气,或感情脆弱、多愁善感、无故焦虑。

1. 润燥补虚四仁膏

组成:核桃仁 1 000 克,桃仁 500 克,柏子仁、松子仁各 300 克,蜂蜜 1 500 克。

制法:将柏子仁等四物各捣如泥,然后混合一处,调入蜂蜜,即成。

服用方法:1 日 2 次,每次 2 匙,早晚以沸水送服。

功效主治:润燥补虚,益智延年,适宜于中老年人常见的动脉硬化所致记忆力减退,眩晕头痛,大便秘结者进食。

动脉硬化为老年人常见病、多发病,一般表现为智力的减退和体力的下降,按中医观点,其病理多属肝肾不足,血行瘀滞。核桃仁补肾益精,柏子仁滋养肝肾,松子仁润肺开胃,桃仁活血去瘀,蜂蜜调养五脏。各药相配合,味甘性平,气香宜人,对动脉硬化者有一定的防治作用，从而起到聪耳明目、益智延年的效用。

2. 脑动脉硬化膏方实录

田某，女，68岁，1991年10月30日初诊。反复头晕3年，有尿路感染史，第五、六颈椎内质增生，眼底检查示：眼底动脉硬化Ⅱ度，自服维脑路通、复方丹参片、维生素类、首乌粉、杜仲泡煎等，症状仍存。诊见头晕，心烦易恼，寐差梦纷，手麻，便秘，舌质红，苔薄白，脉细弦。血压128/83毫米汞柱。经辨证为气阴不足，虚阳上越，血行欠畅。诊断：眩晕。西医诊断为脑动脉硬化，供血不足。服用益气养阴、镇潜活血中药14剂，自感登楼时觉轻松，头晕、寐况、烦恼均有改善，大便亦不秘结，继以膏方调养。

组成：党参250克，炒丹参180克，黄芪、何首乌、葛根、炒杜仲、制黄精、紫贝齿（先煎）、决明子各150克，炒当归、枸杞子、生地黄、熟地黄、炒柏子仁、川芎、生山楂各120克，炒枣仁、大枣各100克，白菊花、赤芍、炒陈皮各90克，阿胶200克，白糖200克。

（九）理气温胃膏方调治慢性胃炎

1. 膏方调治慢性胃炎

慢性胃炎有浅表性胃炎、萎缩性胃炎和肥厚性胃炎的分别。

慢性浅表性胃炎是慢性胃炎中最常见的一种，约占50%以上。慢性萎缩性胃炎常由慢性浅表性胃炎反复迁延或不愈转变而来，常与浅表性胃炎同时存在。慢性肥厚性胃炎较为少见，病因不甚明了。

主要表现是慢性上腹部疼痛和消化不良症状。活动期可见上腹胀满或剧痛，缓解期疼痛不明显，仅为隐痛或胀痛，在饱食后出现不适感。消化不良症状表现为嗳气、嘈杂、恶心、呕吐、食欲减退、便血等，往往活动期各种症状明显，或剧烈，缓解期症状较为轻微。萎缩性胃炎还可有舌乳头萎缩伴舌炎、贫血、消瘦及腹泻等表现。肥厚性胃炎较多出现胃肠道症状，可有上消化道反复出血。

慢性胃炎的病程较长，往往需要很长的调治时间，适宜于采用膏方进行调治。

2. 萎缩性胃炎膏方实录

王女士，35 岁，慢性胃炎，叠进温化药，症情好转，惟遇风寒天胃中有嘈杂之征，时有胃胀，口腻，薄白腻，质润，舌有红点，脉濡细数。用温胃祛湿，兼疏郁滞膏方，服完一料，胃胀嘈杂症状消失，面色也红润了，体重从 45 千克，增加到 48 千克。

组成：藤梨根 300 克，黄芪、炒薏苡仁、茯苓、山药、香茶菜、蒲公英、百合各 250 克，枸杞子 200 克，炒白术、浙贝、海螵蛸、炒鸡金、枳壳、丹参各 150 克，制香附、厚朴、瓜蒌皮各 120 克，八月札、大枣各 100 克，白豆蔻（后入）、制半夏、陈皮、玉蝴蝶、辰远志各 60 克，炙甘草、砂仁（后入）各 30 克，鲜铁皮石斛（榨汁）300 克，红参（研粉收膏）50 克，核桃肉 250 克，灵芝破壁孢子粉（收膏）50 克，阿胶 500 克，冰糖 250 克。

制法：将药材用清水浸泡 24 小时，先煎药煮 3 小时，入余药用中火浓煎 2 次，去渣取清汁，加胶类、另煎药汁及粉料等收膏，待凉透后装瓶贮存。

服用方法：1日2次，每次1匙，早晚饭后1小时用沸水冲化服用。

（十）芝麻核桃膏使大便畅通

便秘的原因可为肠道本身疾患所致，也可以是全身疾病所引起，还可因神经病变而发生。

一般认为间隔2～3天排便1次者，可视为便秘，但对每个人而言应与平时习惯相比较来确定。对健康人群有调查表明，每天排便1次者约占60%，1天几次者占30%，几天1次者占10%，可见单纯从排便次数来判断是否便秘是不够全面的。

便秘者常伴有精神不爽，烦躁易怒，腹部胀满疼痛，食欲减退，失眠头晕等症状。长期便秘还会引起痔疮、肛裂。

1. 芝麻核桃诨润肠通便

防治便秘有效中药有何首乌、鲜铁皮石斛、黑芝麻、核桃肉等。黑芝麻、核桃肉历来就被视为补益佳品。医书上说，黑芝麻主治伤中虚羸，补五脏，益气力，长肌肉，填髓海，久服可延年益寿。古人有神仙服胡麻法、神仙苣胜丸，指的就是服食芝麻。核桃肉味美多脂，营养丰富，它含有大量脂肪，达63.9%，所含脂肪以多价不饱和脂肪酸为主，其中70%为亚油酸，11.4%为亚麻酸，既能降低胆固醇，健脑养生，且有润燥通便的作用。麻核桃膏采用的是黑芝麻和核桃肉，加用蜂蜜熬膏，补养肝肾精血，起到润燥通便的作用，而且口感很好，很受人们的欢迎。

2. 芝麻核桃膏的熬制与用法

组成：核桃肉 500 克，黑芝麻、蜂蜜各 1 000 克。

制法：核桃肉加少许盐炒熟，研成细末；黑芝麻置蒸笼中蒸至香气大出后取出晒干，然后加适量水拌湿润，复置蒸笼中蒸，如此反复，经过 9 次蒸晒后，研为细末。将蜂蜜加少量水，用小火熬熟，过滤去渣后，放回锅中，加入核桃、芝麻细末，用小火熬煎，边拌边熬，制成稠膏，待凉透后收膏。

服用方法：1 日 2 次，每次 2 匙，早晚饭前用沸水冲化服用。胃痛者用温酒冲化服用。

功效主治：补养肝肾，润养五脏。适宜于肝肾亏虚，头晕目眩，腰膝酸软，失眠健忘，须发早白，遗精阳痿，虚寒咳喘，肠燥便秘者服食。

（十一）补中益气膏调治溃疡性结肠炎

溃疡性结肠炎按病情程度分，有轻度、中度和重度的区别。重度溃疡性结肠炎，腹泻严重，每天在 6 次以上；轻度溃疡性结肠炎，腹泻每天 2～4 次；介于轻度与重度之间为中度。

按照病变分期，本病有活动期和缓解期的区分。活动期腹泻可每天 2 次以上，腹痛明显，粪便中可夹见到血，或出现黏液便，并有明显的里急后重、大便未净感、上腹部饱胀、厌食，常见恶心、呕吐、嗳气。缓解期一般腹泻每天 1～2 次，或转为正常，腹痛偶尔发生，大便有时出现黏液，便后会有重垂感。

1. 补中升阳治肠炎

溃疡性结肠炎的急性期，往往需要清肠热、通瘀阻，后期即慢性期，采用补中益气的方法，有扶正固本的作用。传统名方补中益气汤原用于治疗中气下陷病证，如子宫下垂、胃下垂等，也是调治溃疡性结肠炎的基本方。该方改变制型成补中益气膏，更宜于较长时间的服用。

组成：黄芪、生晒参、炙甘草、大枣各150克，柴胡120克，白术、当归各100克，陈皮、升麻各60克，蜂蜜250克。

做法：将各药同放锅中，加水浸24小时，连煎2次，每次2小时，混和药汁，过滤取清汁；蜂蜜加水煮沸，过滤去渣。将药汁与蜜汁混和，用小火熬煮，至膏稠停火，放凉装瓶。

服用方法：1日2次，空腹取1匙用沸水冲化服下。

功效主治：补中益气，升举清阳，可用于脾胃气虚，少气懒言，四肢无力，困倦少食，饮食乏味，不耐劳累，动则气短；或气虚发热，气高而喘，身热而烦，渴喜热饮，其脉洪大，按之无力，皮肤不任风寒，而寒热头痛；或气虚下陷，久泻脱肛。

方解：方中黄芪补中益气、升阳固表为君；人参、白术、甘草甘温益气，补益脾胃为臣；陈皮调理气机，当归补血和营为佐；升麻、柴胡协同参、芪升举清阳为使。综合全方，一则补气健脾，使后天生化有源，脾胃气虚诸证自可痊愈；一则升提中气，恢复中焦升降之功能，使下脱、下垂之证自复其位。

2. 溃疡性结肠炎膏方实录

朱先生，38岁，慢性溃疡性结肠炎10余年，大便每日3～4次，多气泡，有时下血，并有黏液，里急后重，两少腹疼痛，便后痛减，但腹胀。经健脾养肝中药调治半年后，症情稳定，面色转红润，大便转正常，拟健脾益肾为主，兼清肠祛浊，用膏方调治。每年立冬后服一料，连服3年，病情稳定。

组成：炒薏苡仁、鸡血藤各300克，炒扁豆250克，茯苓、炒白术、山药、炒地榆、赤石脂、马鞭草、仙鹤草、炒槐花各200克，黄芪、补骨脂、白蒺藜、炒枳壳各150克，当归、赤芍、诃子肉、槟榔、秦皮、炒鸡金、血余炭各120克，肉豆蔻、陈皮各90克，煨干姜、白蔹、砂仁（后入）各60克，山参（研粉收膏）、三七粉（收膏）各30克，枫斗（另煎）250克，灵芝破壁孢子粉（收膏）50克，龟版胶、鹿角胶、冰糖各250克，

制法：将药材用清水浸泡24小时，先煎药煮3小时，入余药用中火浓煎2次，去渣取清汁，加胶类、另煎药汁及粉料等收膏，待凉透后装瓶贮存。

服用方法：1日2次，每次1匙，饭后1小时用沸水冲化服用。

（十二）桑葚蜜膏调治慢性肝炎

肝炎是由于肝炎病毒引起的以肝脏病变为主的全身性传染病。它传染性强，传染途径复杂，且容易感染的人群多，流行区域广，目前已成为严重危害人类健康的传染疾病之一。

根据肝炎病毒类别不同，可分为甲型、乙型、丙型、丁型、戊型、庚型等，根据临床表现，一般可分为急性、慢性和重型肝炎。不论由哪一类型病毒引起

病毒性肝炎，造成的肝脏损害是一致的，临床症状多相似。

急性肝炎病人没有得到很好的治疗和休息，可发展成慢性肝炎。一般病程在半年以上者，即为慢性。慢性肝炎又可分为慢性活动性肝炎及慢性迁延性肝炎两种类型。慢性活动性肝炎表现为体力减退、厌食、腹胀、腹泻、头晕、低热、尿黄、多汗、失眠、肝区疼痛等，并有肝功能异常；慢性迁延性肝炎自觉症状不明显，肝功能基本正常或有小波动。

1. 制何首乌桑葚养肝

民间验方桑葚蜜膏，由制何首乌、桑葚和蜂蜜组成，可作为治疗慢性肝炎患者服用的基本方。

制何首乌补肝肾，乌须发，对于肝病防治有一定作用。桑葚，又叫桑实、桑果，是滋补肝肾、养血祛风的滋补佳果。现代研究发现，桑葚含有芸香苷、花青素苷、胡萝卜素、维生素 B_1、维生素 B_2、维生素 C 及烟酸、糖类、鞣质、脂肪油等多种有效成分。制何首乌、桑葚配蜂蜜，制成蜜膏，对于养肝益精确有裨益。

根据笔者经验，鲜铁皮石斛养阴，灵芝破壁孢子粉保肝，均宜于作为主要的膏方原料，加入桑葚蜜膏中制膏服用。

2. 施氏加味桑葚蜜膏

组成：鲜铁皮石斛（榨汁）、九制何首乌、桑叶、桑葚各 600 克，人参叶、麦冬各 250 克，灵芝破壁孢子粉 60 克（收膏），蜂蜜 600 克。

制法：将何首乌、桑叶、桑葚、人参叶、麦冬洗净，置锅内，加水足量，文火熬煮 2 小时，合并煎汁，过滤后做清汁；鲜铁皮石斛洗净，切成段，拍松，放榨汁机中，加水约 500 克，榨取汁，过滤取清汁；蜂蜜加水用小火煮沸，过滤去滓。将蜂蜜、鲜铁皮石斛清汁与药汁同放锅中，用小火浓缩，边煮边搅，至有黏稠感时停火，待凉透后装瓶。

服用方法：1 日 2 次，每次 1 匙，用沸水冲化，临服用时调入灵芝破壁孢子粉 0.5 克即可（注：本膏分 60 天服用，灵芝孢子粉取每包重 0.5 克包装者，共 120 包，1 日 2 次，每次 1 包）。

功效主治：滋补肝肾，补养心肾。适宜于慢性肝炎，肝肾不足，心肾亏虚，腰膝酸软，头晕眼花，耳鸣寐差，肝区时有隐痛，大便秘结者服用。

（十三）苍术膏防治脂肪肝

正常的肝脏脂肪含量不超过 5%，一旦肝脏内有过量脂肪沉积，就变为病理状态，称为脂肪肝。

脂肪肝有多种类型，包括肥胖及血脂过高性脂肪肝、酒精中毒性脂肪肝、妊娠急性脂肪肝、中毒性脂肪肝、肝炎后脂肪肝、营养失调或不良性脂肪肝和糖尿病性脂肪肝。绝大部分的脂肪肝患者本身通常没有自觉症状，但少数患者会轻微感觉到右上腹部有某些成因的脂肪肝（如酗酒所导致的脂肪肝）患者可能会出现上腹部胀痛、恶肿胀感，厌食、倦怠甚至黄疸及发热。80%左右的脂肪肝患者的血清肝功能检查都在正常范围以内，少部分患者的 AST 或 ALT 数值会稍微升高。

1. 苍术膏的熬制与用法

组成：苍术 200 克，褚实子 50 克，石楠叶、当归各 30 克，甘草 10 克，蜂蜜 250 克。

制法：苍术去粗皮，洗净晒干，切碎，用米泔水浸 12 小时，洗净，加水煎煮取汁；石楠叶洗净后连同褚实子、当归、甘草一并捣研为粗末，加水煎煮取汁；将苍术药汁与石楠叶、褚实子、当归、甘草煎汁混和，放锅内略煎，加蜂蜜煎熬成膏。

服用方法：1 日 1 次，每次 3 匙，温开水调服。

功效主治：本方出自《活人心统》，主治病症是“脾经湿气，少食，湿肿，四肢无力，伤食，酒色过度，劳逸有伤，骨热”。方中苍术辛苦而温，功能健脾燥湿，《珍珠囊》说它“能健胃安脾，诸湿肿非此不能除”，充分肯定了它的祛水湿、减肥轻身效用。石楠叶、褚实子，补肾强身；当归，养血活血；甘草，缓急和中。各药一并制膏，攻补兼顾，对食少湿肿，四肢无力，肢体困重者较为对症。

2. 脂肪肝膏方实录

阮先生，42 岁，肥胖 5 年后发现脂肪肝，主诉易疲劳，头晕，遇冷风偏头痛，胃胀时作，睡眠质量下降，苔黄腻，舌质淡，脉沉细。经诊断后以膏方治疗，每年服用以石斛、灵芝为主的膏方 1 料，已连服 3 年。

组成：灵芝（先煎）300 克，茯苓、炒山楂、炒谷芽、炒麦芽各 250 克，苍术、制何首乌各 200 克，夜交藤、褚实子各 150 克，炮山甲（先煎）120 克、枸杞子、浙贝、炒鸡金、枳壳各 120 克，陈皮、制半夏、当归、麦冬、川芎、山茱萸、丹参、车前子(包)、桃仁、红花各100克,厚朴花、化橘红各90克,炙远志、水蛭各50克,山参(研粉收膏)10克,灵芝破壁孢子粉(收膏)50克,鲜铁皮石斛(榨汁)300克,鳖甲胶、鹿角胶各250克。

制法:将药材用清水浸泡24小时,先煎药煮3小时,入余药用中火浓煎2次,去渣取清汁,加胶类、另煎药汁及粉料等收膏,待凉透后装瓶贮存。

服用方法:1日2次,每次1匙,早晚饭后1小时用沸水冲化服用。

(十四)桑麻葵子膏治高脂血症

高脂血症可引起冠心病、脑血管意外等多种疾病。中医药治疗高脂血症不仅能降低血脂水平,而且能通过整体调节来改善机体状态。

1. 补益肝肾为治疗要法

著名的中医学家颜德馨指出,高脂血症多因饮食不节,过食肥甘厚味,少劳过逸,脏腑功能失调,致使浊脂留滞于血脉所致。临床上多表现为本虚标实,其本多为肝脾肾三脏之虚,其实者多为气滞、痰湿、血瘀,治疗上,重视从补益肝肾、运脾化痰、气血双调三方面进行论治,并注重祛瘀化浊、通气活血。其膏方治疗高脂血症验案,分三个证型,用药虽有差异,但均用了灵芝,意在补益肝肾。

《食疗本草学》载有桑麻葵子膏,由桑叶、黑芝麻、葵花子仁加蜂蜜组成,有降血脂的作用。

桑叶与黑芝麻配合,是补益古方桑麻丸的配方,功能滋补肝肾，祛风平肝，常用于治疗头晕目眩，健忘失眠，两目干涩，颧红盗汗等。葵花子即向日葵的子，含有丰富的脂肪油，其中有多量亚油酸，并有磷脂、β-谷甾醇等，又含蛋白质、糖类和柠檬酸、酒石酸、绿原酸等有机酸及胡萝卜素等。实验提示，葵花子所含的磷脂有预防高脂血症和高胆固醇血症的作用；脂肪油特别是亚油酸部分，能抑制血栓的形成，近代主张高脂血症、动脉硬化症、高血压病患者多食用，其理也即在于此。

2. 施氏加味桑麻葵子膏

组成：茯苓、山药、制何首乌、生山楂各 250 克，苍术、白术、怀牛膝各 200 克，桑叶、牡丹皮、丹参、炙黄芪、川芎、虎杖各 150 克，广郁金、生蒲黄、远志 60 克，陈皮 50 克，鲜铁皮石斛（榨汁）300 克，黑芝麻（捣烂）、葵花子肉（捣烂）各 200 克，灵芝破壁孢子粉（收膏）50 克，西红花（研粉收膏）20 克，蜂蜜 300 克，龟版胶、鹿角胶各 200 克

制法：鲜铁皮石斛加水榨取汁；蜂蜜加水煮沸，过滤去渣；黑芝麻、葵花子仁炒过后加工成粉末；桑叶、西红花研成细粉，过筛后备用；龟版胶、鹿角胶加黄酒浸 24 小时，小火炖烊；余药除灵芝孢子粉外，加水浸 24 小时，煎 2 小时，连煎 2 次，合并煎汁，过滤取清汁。将所有药物放锅中，用小火熬煮，边熬边搅动，至黏稠停火，凉透后装瓶备用。

服用方法：1 日 2 次，每次 2 匙，早晚饭后用沸水冲化服用。

功效主治：补肝肾，平肝阳，降血脂，适宜于高血

压、动脉硬化、高脂血症属阴虚阳亢，而见眩晕眼花，耳鸣健忘，失眠多梦，心神不宁者服食。

（十五）十珍膏调治糖尿病

糖尿病的典型症状为“三多一少”，分别是多饮、多食、多尿及体重减少。多饮者甚至一昼夜可饮1～2热水瓶；多食是因为尿中丢失糖分过多，机体处于半饥饿状态，引起食欲亢进，食量增加；多尿表现为尿量昼夜达3 000～4 000毫升。一少是形体消瘦，体重减轻。

1. 十珍膏的熬制与用法

组成：白术500克，生地黄、熟地黄各300克，党参、黄芪、麦冬、天冬、枸杞子、当归各250克，五味子125克，蜂蜜250克。

制法：将除蜂蜜外的其他药材同放锅内，加水浸12小时后，煎煮3次，每次1小时，去渣合并3次煎汁，文火浓缩，过滤取清汁。蜂蜜用文火熬炼至熟，过滤去渣，加入清汁中，边熬边搅动，煮至沸即成，装瓶备用。

服用方法：1日2次，每次1匙，饭前空腹用沸水冲化服下。

功效主治：大补气血，为年迈体弱，产后气血大虚，大病后的调补佳方。用于气血亏虚，神疲乏力，面色晃白，气短易出汗，失眠多梦等。

方解：分析该方，白术功能健脾益气，能振奋脾阳，增强机体的消化和吸收功能，使摄入的营养物质得以充分利用。白术还有很好的祛湿行水功能，在轻身减肥防治老年病中有重要地位。本膏以白术为主，配用党参、黄芪补脾益气，地黄、当归、枸杞子补血滋肾，天冬、麦冬清肺滋肾，五味子宁心安神，共同起到大补气血的作用，主要用于治疗年老体弱及病后亏虚，精神不振，神疲乏力。

2. 糖尿病膏方实录

某患者，男，年近花甲，恣食甘肥，嗜酒成瘾，以致灼伤津液而生消渴。病已四年，“三多”之症不明显。症见形瘦色萎、神疲乏力、视物模糊、头晕、腰酸、阳痿、畏寒、口干，臀部常患疮疖。舌质淡胖、尖红、苔薄腻，脉细略数。空腹血糖曾高达 16.46 毫摩尔/升(294 毫克%)。其由燥热之症，迁延日久，阴损及阳，以致阴阳俱虚，血瘀阻络。治法培益肝肾，平补阴阳，活血化瘀。

组成：生晒参(另煎)50 克，炙黄芪、制何首乌、肥玉竹各 200 克，生地黄、熟地黄、山茱萸、淮山药、制黄精、菟丝子、锁阳、淫羊藿、枸杞子、旱莲草、褚实子、潼蒺藜、赤芍、白芍、益母草、牡丹皮、金银花、生山楂各 150 克，全当归、紫丹参、陈皮各 120 克，红花 100 克，砂仁(后入)80 克，陈阿胶 120 克，鹿角胶 60 克，黄酒 100 克。

制法：上药除生晒人参外，余药均用清水隔宿浸泡，煎 3 汁，过滤去渣取汁。文火缓缓浓缩，加陈阿胶、鹿角胶、黄酒 100 克，对少量清水，炖烊。于收膏时将生晒人参另煎浓汁冲入。

服用方法：1 日 2 次，每次 1 匙，早晚隔水蒸化服用。

（十六）补髓膏用于再生障碍性贫血

再生障碍性贫血是由多种原因导致的骨髓造血干细胞缺陷、造血微环境损伤以及免疫机制改变，导致骨髓造血功能衰竭的疾病。主要表现为全血细胞减少，出现相应的临床症状，骨髓增生低下、红髓呈脂肪化、显示造血组织减少，一般常用抗贫血药物治疗无效。

再生障碍性贫血是一种骨髓造血功能障碍性疾病，多见于青壮年，有急性型与慢性型之分。

1. 急性宜凉血，慢性宜补益

急性型发病急骤，进展快，死亡率高，慢性型主要表现为面白少华或灰白而虚浮，皮肤、黏膜有散在性的瘀斑、瘀点，偶有鼻出血、齿龈出血等。

本病的中医辨证，急性型多属热邪炽盛，亦有气血或脾肾亏虚，慢性型常表现为脾肾阳虚，亦有阴精的亏虚。膏方适宜于慢性型者调治，多以补益肝肾精血立法，可用补髓膏治疗。

2. 补髓膏的熬制与用法

组成：鹿茸 9 克，杜仲、补骨脂各 30 克，芝麻 150 克，核桃肉、蜂蜜各 250 克。

制法：杜仲炒制；鹿茸切片酒炙；补骨脂与芝麻同炒，至芝麻色黑为止。而后将杜仲、鹿茸、补骨脂、芝麻研成粉末，过筛取粉备用。蜂蜜加水，用小火煮沸，过滤去渣；核桃肉捣作膏，连同备用粉末，加入蜂蜜水中，边用小火熬煮边搅拌，至黏稠为止，放凉盛贮。

服用方法:1日3次,每次1匙,空腹用温开水冲化服用。

功效主治:补肾壮阳,填精添髓,养心益智。适宜于虚损羸瘦,腰脊酸痛,脚膝无力,畏寒肢冷,小便清长,须发早白,记忆力减退,遇事善忘,性功能减退者服用。

方解:膏中用鹿茸,生精补髓,养血益阳,强筋健骨。现代研究发现,鹿茸含有鹿茸精、硫酸软骨素A、雌酮、骨胶原、蛋白质及钙、磷、镁等,有很好的强壮补益作用,能有效地改善阳虚病人的热能代谢,同时能促进造血功能,增强心脏收缩功能。鹿茸与补肾壮腰的杜仲、补骨脂,滋肾养血的核桃肉、芝麻、蜂蜜同用,补虚扶羸的作用进一步增强。前人称本方能升神水于百会,降神火于涌泉,有补益心肾,强筋壮骨,益寿延年之效,充分肯定了它的补益功用。

(十七)丹溪痛风方治疗痛风

痛风是一种因嘌呤代谢异常、血中尿酸增高而引起的全身性疾病。主要表现为反复发作的关节疼痛,以第一跖趾关节最多见,一般下肢多于上肢,小关节多于大关节。反复发作的病人,在关节、皮下及其他组织可见痛风石。常伴有肥胖、高脂血症、冠心病、糖尿病及肾脏损害等。

1. 名医治疗痛风验方

名医朱丹溪从"热血得寒,污浊凝涩,所以作痛,夜则痛甚"的角度诊治痛风,并倡导用痛风方治疗痛风,据研究确有较好疗效。

痛风方以制南星、苍术、酒黄柏、川芎、炒神曲、白芷、桃仁、防己、威灵仙、羌活、桂枝、酒红花、龙胆草组成。分析组方用药，南星燥湿化痰，祛风定惊，消肿散结，善祛经络骨节之痰，治风痰肿痛；黄柏泻火，燥湿，解毒；苍术燥湿健脾，祛风辟秽。苍术与南星同用，可使燥湿祛痰的作用得以加强；与黄柏同用，善治湿热下注，筋骨疼痛，足膝红肿热痛。三药配合，清热、燥湿、祛痰，起到主导作用。其次如防己除湿行水，羌活、威灵仙祛百节之风，白芷祛头面风，桂枝温经通络，川芎引血中之气，桃仁、红花活血行瘀，龙胆草泻肝经之火，神曲消中焦积气，诸药相合，祛风湿，行痰瘀，温散通利，清泻蕴热，可使上中下诸痛消除。

现代研究表明，痛风在发病过程中多伴有炎性反应，血尿酸增高，而川芎、防己、威灵仙、桃仁、红花、南星有抗炎解热镇痛作用，苍术、黄柏、龙胆草有抗炎作用，并能降血尿酸，这可能是痛风方治疗痛风取效的原因之一。

2. 痛风膏方实录

王先生，27 岁，有足跟骨损伤史，时有疼痛，尿酸 510 微摩尔/升，形体肥胖，面色暗滞，腰酸膝软，胃胀，大便烂，苔白腻，质胖，脉弦细。患有肾结石，曾有剧痛发作。试用益肾健脾，祛湿行滞膏方，病情一直稳定。

组成：鸭跖草 300 克，生地黄、百合、薏苡仁各 250 克，冬葵子 200 克，土茯苓、虎杖、石韦、泽兰、赤芍、当归、川芎、苍术、炒山楂各 150 克，黄柏、川断续、骨碎补、枳壳、炒鸡金、海金沙、乌药、益智仁、地龙、川牛膝、车前子、桃仁各120克，防己、泽泻各100克，砂仁（后入）30克，鲜铁皮石斛（榨汁）400克，灵芝破壁孢子粉（收膏）100克，核桃肉、鹿角胶、龟版胶各250克。

制法：将药材用清水浸泡24小时，先煎药煮3小时，入余药用中火浓煎2次，去渣取清汁，加胶类、另煎药汁及粉料等收膏，待凉透后装瓶贮存。

服用方法：1日2次，每次1匙，饭后1小时用沸水冲化服用。

(十八)干燥综合征膏方调理

干燥综合征为一种慢性炎症自身免疫性疾病，主要侵犯唾液腺和泪腺，临床上以眼干、口腔干燥为主要表现。

中医学认为，本病多由阴虚体质，或热盛津伤，或汗下津液损伤，导致内燥蕴毒，煎灼津液，治疗上用石斛等养阴清热之品以润燥为主，具有良好的作用。

1.铁皮石斛养阴润燥最宜用

有研究小组经过了4年的研究发现，铁皮石斛生津润燥，能改善干燥综合征症状，并发现这一功效与铁皮石斛能促进人体水孔蛋白-5（Aquaporin-5或AQP-5）基因表达有关。

水孔蛋白是由美国约翰霍普金斯大学（John Hopkins University）医学院的科学家彼得·阿格雷(Peter Agre)所发现，它是一种镶嵌在细胞膜上的蛋白质，在细胞膜上组成“孔道”，可控制水在细胞内的进出，就像是“细胞的泵”一样，而且能够快速、有选择性的让水分子、离子或其他的小分子通过。将铁皮石斛给16例以口干为主症的干燥综合症(SS)患者服用，1周后症状明显改善。研究小组收集服药前后患者的唇腺、唾液腺及唾液中活检细胞，结合免疫反应和免疫组织化技术研究，结果发现铁皮石斛治疗后，患者唇腺中的AQP-5表达明显增加，这表明铁皮石斛滋阴生津，促进体液产生，唾液分泌，改善口干症状与促进AQP-5表达有关。

2. 干燥综合征膏方实录

吴女士，59岁，慢性支气管炎30年，干燥综合征10余年。每年冬天多发气管炎、咽喉炎，咳嗽，咳痰涎。就诊前两膝关节肿痛，局部恶风，晨僵，腰酸痛，颈项板滞，手足冷，口唇、肌肤、鼻腔干燥；萎缩性胃炎20年，吃冷食即胃痛，胃胀，嗳气，泛酸；30多年来，睡眠很差，每天仅能睡2～3小时，耳鸣时作。苔浊腻，质胖，舌暗红，脉弦细数。诊断为多脏腑功能损害，拟用益气养阴、补益肺肾、健脾养胃、搜风遂痹的膏方，服用后病情稳定。

组成：薏苡仁、野荞麦根各300克，鸡血藤、忍冬藤各250克，灵芝(先煎)、生地黄、北沙参、麦冬、山药、炒杜仲、丹参各200克，怀牛膝、黄芪、白芍、桑寄生、海风藤、枸杞子各150克，炒当归、乌梢蛇、紫菀、白鲜皮各120克，炮山甲(先煎)、乌蛇肉、山茱萸、地龙、蜂房、牡丹皮、红花、炙甘草各100克，陈皮、川贝母粉(收膏)各60克，鲜铁皮石斛(榨汁)500克，阿胶、鹿角胶、冰糖各250克。

制法：将药材用清水浸泡24小时，先煎药煮3小时，入余药用中火浓煎2次，去渣取清汁，加胶类、另煎药汁及粉料等收膏，待凉透后装瓶贮存。

服用方法：1日2次，每次1匙，饭后1小时用沸水冲化服用。

（十九）益肾通督膏治疗强直性脊柱炎

强直性脊柱炎是一种以骶髂关节和脊柱慢性炎症为主，可累及内脏及其他组织的周身性风湿病。本病多发病于20～40岁的男性，男女之比为10∶1，多为隐袭性、逐渐进展性起病。最初症状多为腰骶部疼痛、僵硬或坐骨神经痛，随着病情的进展，疼痛由间歇性转为持续性，病变部位也向胸椎、颈椎或其他关节发展。部分病人可有心脏、肾脏、眼或其他关节外的损害，同时还可有周身不适、乏力、食欲缺乏、消瘦、低热等全身症状。

中医辨证，疾病发作期多表现为湿热或寒湿痹阻，稳定期则以肾精亏虚、瘀血痹阻为多。补肾壮督，活瘀行痹是有效的调治手段。

1. 认识鹿角胶煎

鹿角胶煎主要用药是鹿角胶，辅助用药有紫苏子、生地黄、生姜、黄牛酥和白蜜，主治五劳七伤，四肢沉重，百事不任，怯怯无力，昏昏欲睡，身无润泽，腰痛顽痹，脚弱不便，不能久立，胸胁胀满，腹中雷鸣，春夏手足烦热，秋冬腰膝冷痛，心悸健忘，肾气不理，五脏风虚。实是强直性脊柱炎稳定期调治的有效膏方。现代成药益肾通督片，是在该方的基础上，加用了补肾益精、活瘀通痹中药，更适宜于制作膏方服用。

组方为狗脊、菟丝子、骨碎补、枸杞子、生地黄、熟地黄、猪脊髓、牛脊骨、鹿角胶、水蛭、炒白芥子。本方的主要作用是益肾通督，适用于强直性脊柱炎属肝肾两虚，症见腰背酸痛重着、麻木，肌肉消瘦，畏寒喜暖，手足不温，舌淡，苔白滑者服用。

2. 强直性脊柱炎膏方实录

吕先生，男，31 岁，2008 年 12 月 6 日就诊。2 年前在某三甲综合性医院诊断为强直性脊柱炎，在服用柳氮磺吡啶中。精神疲乏，腰部及两髋关节酸痛，晨起尤甚，常在早上 5～6 时因疼痛而醒，劳累后加重，右肩臂酸痛，手足不温，苔薄黄腻，质胖边有齿痕，舌暗红，脉沉细数。经诊断后，拟补肾壮督，益气补精，搜风活瘀，以膏方治疗。

组成：炒苡仁 300 克，鹿角霜、熟地黄、枸杞子、山药、茯苓各 250 克，炒杜仲、独活、桑寄生、淮牛膝、黄芪、白芍、白芥子各 200 克，川芎、淫羊藿、蕲蛇、狗脊、骨碎补、白藓皮、地骨皮各 150 克，炮山甲（先煎）、山茱萸、牡丹皮、炒当归、苍术、白术、补骨脂、青皮、陈皮各 120 克，车前子 100 克，水蛭 60 克，蜈蚣 15 条，鲜铁皮石斛（榨汁）300 克，西红花（研粉收膏）30 克，核桃肉（捣烂）250 克，鹿角胶 150 克，龟版胶 200 克，黄酒 200 克，冰糖 250 克。

制法：上药用清水浸泡 24 小时，先煎药煮 3 小时，入余药用中火浓煎 2 次，去渣取清汁，加胶类、另煎药汁及粉料等收膏，待凉透后装瓶贮存。

服用方法：1 日 2 次，每次 1 匙，饭后 1 小时用沸水冲化服下。

（二十）延年益气膏调治更年期综合征

更年期，女性通常是绝经前期、绝经与绝经后期的总和，年龄在 42～58 岁；男性在 60～65 岁。

进入更年期后，有明显的性功能衰减，且由于体内代谢紊乱，内分泌失调，随之出现一系列的生理反应和病态表现。情绪变化、波动较大，常有胸前区不适，自觉心慌、气短，喉头不适，可出现叹气样呼吸，有时也可见心律失常、心动过速或过缓；时常会潮红、汗出同时并见，称为“更年期综合征”。

名中医颜德馨认为，气滞往往是气血失常的基础病机，其中以肝、脾、胃病变最为多见，肝气易郁结，肺气易壅逆，胃气易阻滞，故无论补剂、攻剂，均常配以舒畅气机之法。他治疗更年期综合征，强调疏解肝郁之气滞。

1. 延年益气膏的熬制与用法

组成：冬虫夏草 12 克，枸杞子 75 克，炙黄芪、党参、百合各 60 克，淮山药、黑芝麻、灵磁石各 45 克，茯苓 30 克，补骨脂、鹿角片、怀牛膝（酒炒）各 24 克，苍术 12 克，核桃肉 60 克，阿胶 30 克，冰糖 500 克。

制法：冬虫夏草洗净，加工成粉末；芝麻捣烂；黄芪等放沙锅中，加水浸 1 小时，煎煮取汁，连煎 3 次，合并煎液，先用大火，后用小火浓缩至稠厚状，加入溶化好的阿胶、芝麻、冬虫夏草粉末，并放冰糖，熬炼成膏，离火冷却后装瓶备用。

服用方法：1 日 2 次，每次 2 匙，早晚饭前用温沸水化服。

功效主治：本方有补肾纳气、益肺健脾的作用，适宜于肺心病、肺气肿肾虚精亏，脾肺不足，病症表现为精神不振、咳嗽日久、喘息气少、动则益甚、语声低微、不思饮食者服用。更年期有以上症状表现者宜于采用。

2. 更年期综合征膏方实录

许女士，53 岁，2009 年 12 月 21 日就诊。年过五旬，经止 3 个月，胸闷气短，多烦热，入睡难，多因汗出醒来，苔浊腻质胖，舌淡，脉弦实。经诊断，拟祛湿理气，养心滋肾，调补冲任，以膏方治疗。

组成：灵磁石（先煎）、紫石英（先煎）、龙骨（先煎）各 350 克，薏苡仁、淮小麦各 300 克，苍术、陈皮、茯神、山药、丹参、枫斗（先煎）、淮牛膝、枸杞子、炒杜仲各 250 克，白芍、浮小麦、炙龟版（先煎）、鹿角片（先煎）各 200 克，天冬、麦冬、炒当归、合欢花、山茱萸、益智仁各 150 克，远志 120 克，玫瑰花 100 克，砂仁（后入）、灵芝孢子粉（收膏）各 30 克，紫河车（另煎）150 克，核桃肉（捣烂）250 克，龟版胶 250 克，鹿角胶 150 克，木糖醇 250 克。

制法：上药用清水浸泡 24 小时，先煎药煮 3 小时，入余药用中火浓煎 2 次，去渣取清汁，加胶类、另煎药汁及粉料等收膏，待凉透后装瓶贮存。

服用方法：1 日 2 次，每次 1 匙，早晚饭后 1 小时用沸水冲化服用。

(二十一)滋补下元膏治早泄

早泄系指性交时阴茎未插入阴道前或插入不久即发生射精,往往不能使女方达到性高潮。

早泄大多是由精神因素造成,如未婚性交、性交时环境影响、新婚时精神紧张等,均会使射精失控。其他疾病如前列腺炎、尿道炎及其他泌尿生殖器官炎症等,由于炎症刺激,使其兴奋性增高,而引起射精提前。

1. 滋补下元固遗泄

中医学认为,引起早泄的原因很多,大多与阴虚火旺、肾气不足有关。《祝味菊先生丸散膏方选》中的滋补下元膏,由熟地黄、山药、沙苑子、莲须等组成,补肾养阴,有助于早泄的防治。

精藏于肾,肾所藏的精气,包含了肾阴、肾阳两个方面,肾阴又叫元阴,是人体阴液的根本,肾阳又叫元阳,是人体阳气的根本。所谓填补下元,即补肾益精,滋补元阴,温补元阳。

方中用了补肾益精佳品熟地黄、巴戟天、菟丝子、金樱子、沙苑子、枸杞子、阿胶,配用党参、黄芪、白术、山药、白蜜补益心脾,龙齿、酸枣仁、茯神镇心安神,莲须、莲心清心涩精,配用远志交通心肾,心脾肾兼顾,上下并调,有较好的补精止泄的作用。

组成:熟地黄 240 克,生白术、淮山药各 120 克,党参、朱茯神、生龙齿、生黄芪、巴戟天各 90 克,酸枣仁、菟丝子、金樱子、沙苑子、枸杞子各 60 克,莲须、莲心各 30 克,炙远志 24 克,阿胶 120 克,蜂蜜 250

克。

制法：将药材除阿胶、蜂蜜外，加水浸渍 12 小时，连煎 2 次，每次 2 小时，取浓煎过滤取清汁，加入阿胶、蜂蜜，用文火熬煮，至膏稠停火，待凉后装瓶。

服用方法：1 日 2 次，每次 1 匙，早晚空腹用沸水冲化服用。

功效主治：补肾益阴，固元止泄，用于精神不振，疲倦乏力，眩晕健忘，目糊耳鸣，心悸失眠，腰膝酸软，早泄遗精。

2. 早泄膏方实录

蔡先生，40 岁，2011 年 1 月 9 日就诊。有腰椎间盘突出史，多腰脊酸痛，尿不净，早泄，面色灰暗，睡眠差，苔薄黄腻，舌暗红，脉细。拟养心益肾，补精止遗。

组成：鹿角霜（先煎）、炒苡仁、龙骨（先煎）各 350 克，菟丝子 300 克，茯苓、茯神、黄芪、丹参、炒杜仲、独活、芡实、枸杞子各 250 克，炒白术、山茱萸、莲须、淮牛膝、炒鸡金、陈皮、升麻、车前子（包）、萆薢各 150 克，乌梅 120 克，炮山甲（先煎）、五味子各 100 克，砂仁（后入）30 克，鲜铁皮石斛 300 克（先煎），别直参（研粉收膏）30 克，西红花（研粉收膏）10 克，核桃肉（捣烂）250 克，鹿角胶 300 克，龟版胶 150 克，木糖醇 250 克。

制法：将药材用清水浸泡 24 小时，先煎药煮 3 小时，入余药用中火浓煎 2 次，去渣取清汁，加胶类、另煎药汁及粉料等收膏，待凉透后装瓶贮存。

服用方法：1 日 2 次，每次 1 匙，早晚空腹用沸水冲化服用。

(二十二)鲜铁皮洋参膏调治鼻咽癌

鼻咽癌是鼻咽部黏膜上皮发生的癌肿，多发于30～60岁，以男性为多见。以鼻塞、鼻出血、耳鸣耳聋、头痛、颈部恶核和脑神经损害为主要症状。

分析鼻咽癌的症状表现，多属于阴津的亏耗，石斛性凉补阴生津，宜于服用。

1. 鲜铁皮洋参膏

组成：鲜铁皮石斛500克，西洋参、银耳各150克，冰糖500克。

制法：将鲜铁皮石斛洗净，剪细，放水适量，榨取汁过滤取清汁用；冰糖加水用小火煮沸，滤去渣用；西洋参、银耳一并研成粉，过筛后用。将所有原料同放锅中，用小火熬煮，边不断搅动，至膏稠停火，放凉装瓶。

服用方法：1日2次，每次1匙，早晚饭前空腹用沸水冲化服下。

功效主治：养阴生津，补虚润燥。适宜于气阴两虚，神疲，头晕，气短，易汗出，口干，烦热、大便干涩者服用。鼻咽癌过程中，多表现为气阴两虚，宜于服用。

方解：西洋参含有多种人参皂苷，具有显著的抗疲劳、抗缺氧能力。它性偏凉，为阴虚体质者所宜，近人张锡纯称它性凉而补，凡欲用人参而不受人参之温补者，皆可以此代之。银耳有上好的润肺作用，是有效的药食两用之品，与西洋参、鲜铁皮石斛、冰糖同用，能发挥良好的润养补虚效用。

2. 鼻咽癌膏方实录

姚女士，36 岁，2008 年 11 月 19 日就诊。在 2005 年确诊为鼻咽癌，曾接受放、化疗。精神疲软，时有潮热，多盗汗出，劳作后头痛，右侧头时麻，颈后时有胀痛，口鼻干燥，时有鼻血，鼻涕及痰中常有少量血丝，口干，耳鸣，月经量少，带下，苔薄腻，舌红，脉细。拟以膏方养阴益肺。

组成：芦根 300 克，肥玉竹、黄芪、山药、茯苓、天花粉、蛇舌草、制何首乌各 250 克，炒白术、薏苡仁、枸杞子、地骨皮、旱莲草各 200 克，西洋参（另煎）、生晒参（另煎）、北沙参、玄参、麦冬、贝母、鸡内金各 150 克，山茱萸、白蒺藜各 120 克，制半夏、白芷、化橘红各 100 克，五味子 60 克，鲜铁皮石斛（榨汁）400 克，灵芝破壁孢子粉（收膏）50 克，鳖甲胶、鹿角胶各 150 克，冰糖 250 克。

制法：将药材用清水浸泡 24 小时，先煎药煮 3 小时，入余药用中火浓煎 2 次，去渣取清汁，加胶类、另煎药汁及粉料等收膏，待凉透后装瓶贮存。

服用方法：1 日 2 次，每次 1 匙，用沸水冲化服用。